看護科学のパラダイム転換

質的研究はいつ、なぜ登場したのか？

アメリカの看護科学者の
社会文化体験をとおして

野島良子・著

へるす出版

看護科学のパラダイム転換

質的研究はいつ、なぜ登場したのか?

アメリカの看護科学者の社会文化体験をとおして

まえがき

本書の主題は、看護科学におけるパラダイム転換の時期とその契機についてである。だが、この主題へ接近するために、アメリカ合衆国の看護科学者たちの社会文化体験《Cultural experiences》という鍵概念をおくことによって、幸いにも、長い間、私の心にかかってきていた三つの疑問にたいする答えが、一つにまとまって見えてきたように思う。

第一の疑問というのは、言うまでもなく、看護科学におけるパラダイム転換の時期とその契機についてである。一九八四年に上梓した『看護論』をまとめる過程で、看護のグランド理論を読みながら、私は、各々の看護理論家が人間について記述する際に用いている言葉が、一九五〇年代、六〇年代、七〇年代と進んでいくにつれて、微妙に、しかし、確実に変化してきているのに気づいていた。これは何を意味しているのであろうか？　という疑問がパラダイムの転換と結びつき始めたのは、ロジャーズ学派の看護科学者たちが、こぞって、ロジャーズの「生命過程理論」は今までの看護の世界観と看護科学の方法を完全に覆す、新しい世界観のもとでの、新しい看護科学の方法であると主張し始めてからである。なるほどそうかもしれないと、私も思っていた。パラダイムの転換といっても、それをトーマス・クーンの新しい科学観と、自然科学の歴史をとおして、一つの知識として理解しているだけのことにすぎなかった当時の私には、それを自分が身をおいている看護の世界の生々しい出来事として受けとめるだけの準備が、まだ整っていなかったからである。

第二の疑問は、看護における知識の起源はどこにあるのか？　という問題である。看護がもし科学として成り立つのであれば、それはどのような科学としてなのか？　という疑問は、早くから私を悩ませていた。「看護学は学として成り立ちうるか—V．看護は科学であらねばならないか」（看護教育 16-8（1975）：483-488）と問いかけたのも、「看護学の根本問題—実在するものと知識の起源について」（日本看護科学会誌　12-1（1992）：1-8）と問いかけたのも、こうした理由からである。

第三の疑問は、看護師と社会の関係はどのようにあるのだろうかという問題である。看護師は人々の健康の回復・維持・増進をはかるという仕事をとおして、社会と結びついている。だが、一人ひとりの看護師が抱く、看護はかくあるべきという理念や実践の姿は、どこからくるのであろうか？　この問題に接近する道は、医療行政、法律、医療経済、労働等のなかにあるには違いない。だが、看護とは何か、看護学は人間のどこに成り立ち得るのか？　という方向から看護について考え続けてきた者にとって、行政、法律、経済、労働等の分野のなかに問題へ接近する道を求めるのは、問題があまりに大きく、たじろいでしまっていた。その結果、こうした問題のうちの一つでも整理しておきたいという思いが、いつか時間を得たら、じっくりと読み通したいと願っていた、看護科学の専門誌の五十年分の巻頭言と結びついて、看護科学のパラダイム転換の時期とその契機をめぐる疑問を解き明かそうという作業になったのである。

ここで書ききれなかった問題が幾つかある。その一つは、アメリカ社会で実際に進行したフェミニズムと、それが『ナーシング・リサーチ』や『ナーシング・アウトルック』の巻頭言に登場してきた時期との間にあるズレについてである。その原因は何なのか？　両誌の巻頭言のなかで、フェミニズムへの言及は頻度からみれば決して多いとは言えない。一九七六年、『ナーシング・アウトルック』の「女性であることについて」（"On Being a Woman"）と題する巻頭言は、看護界がこぞって、フェミニズムを歓迎しているわけではないことを認めたうえで、女性の価値を、受け身・従順・貞淑な妻―母親役割においてきたアメリカ社会の伝統的な価値観の影響をうけるなかで、多くの看護師たちが女性としての自らの価値を低いところにおいている現状に、失望感を示している。

医療システムにおける性差別の一例として、『ナーシング・アウトルック』の編集者は産科領域における診療状況をあげ、看護師が自らもっている創造性と潜在的能力のなかにある女性らしさを受け入れるだけでなく、生殖器をも含め、女性としての身体とその機能を、善きものとして、喜びをもって受け入れるときにこそ、フェミニズムを、女性たちが真に必要としている産前産後のケアにつないでいくことができるのではないかと、述べている（Jeanne D. Fonseca, "On Being a Woman," Editorial, *Nursing Outlook* 24-4（1976）: 227）。また、一九八一年末に、ベティ・フリーダン（Betty Friedan）へのインタビューを載せ、医療という圧倒的に男性優位のシステムのなかで、フェミニズムが看護師たちに政治的影響力と社会的地位を決定的に欠いている現実を認識させたのだとも述べている（Penny A. McCarthy, "Where Do We Go From Here?" Editorial, *Nursing Outlook* 29-11（1981）: 693）。

こうした言説がアメリカ・フェミニズム史の、あるいはフェミニズム理論のどこに位置づくのかについて考察する力量は、私には、もとよりない。だが、看護職は圧倒的多数を女性が占めている職業である。フェミニズムの波を、もっと早い時期にかぶっていたとしても、けっして不思議ではないのではなかろうか？　という素朴な疑問が、心のなかにわきあがってくるのは否めない。だから、時間を追って巻頭言の文脈に流れる編集者たちの看護科学にたいする認識の変化を辿ってみると、フェミニズムと看護科学のパラダイム転換の間には、抜き差しならぬ関係があることが、しだいに見えてくる。フェミニズムが看護科学者に、解放され、自立した人間であることの意味を考えさせたことが、彼らの人間の捉え方に変化をもたらしたように思えるのである。医療システムにおいて、意思決定に責任をもって参画する一人前の専門家として尊敬され、他者にたいする責任をきちんと引き受ける仕事を、それが本来あるがままの価値において評価されることが、彼ら自身の他者に対する眼差しを変える一因として働いていたのではないか？　ペギー・チン（Peggy L. Chinn）などのように、既に七〇年代に、フェミニズム理論の立場から看護を再考する必要性があることを説いていた看護理論家がいなかったわけではない。だが、『ナーシング・リサーチ』や『ナーシング・アウトルック』のような、いわば、看護科学の本流のなかでフェミニズムへの言及がなされてくるまでには、やはりそれなりの時間が必要だったのであろうか。

アメリカの社会思潮の流れと、看護科学のそれとの間にあるズレという問題であれば、アメリカの看護理論家たちは、なぜ構造主義の影響を蒙らなかったのか？　という疑問も、ここで書ききれなかった問題の一つである。両誌の編集者がフェミニズムに言及することが希であったように、構造主義や脱構築への言及も、ほとんど無い。九〇年代にはいると、グランド理論を「脱構築」して新しい看護理論の方向を探ろうとする論文が幾つか登場してきてはいる。しかし、グランド理論家たちの間に現象学への傾倒がみられこそすれ、構造主義を採り入れようとした形跡は殆どみられなかったように思う。なぜであろうか？

　理由をあれこれ推測することはできる。しかし、これらの問題は、看護における人間観と社会との関係に関わる問題であるだけに、不十分な資料と、それらの生半可な解析に委ねてはならない。むしろ、これからの課題とするべきである。しかし、あえて印象のレベルで述べることを許していただけるならば、たった半世紀の間に、性急に科学になろうとしてきた看護科学は、ヘンダーソンのニード理論にみられる人間の捉え方のような自然主義から（あるいは、ロマン主義とさえ言えるかもしれないが）、いきなりポストモダンへジャンプしようとしているのかもしれない。しかし、逞しい看護科学者たちのことだ。構造主義も脱構築も新しいパラダイムの混合研究方法《ミックスドメソッド》のなかへ吸収していこうとしているのかもしれない。

　看護のグランド理論に表象された人間像の微妙な変化は、何を意味しているのか？　マーサ・ロジャーズの「生命過程理論」は、看護科学のパラダイム転換の契機になったのか？　『看護論』以来、気にかかっていたこの問題に、それなりの答えを見つけるために、私は一九五二年に創刊された『ナーシング・リサーチ』と、その翌年に創刊された『ナーシング・アウトルック』の巻頭言の時系列的・ディスコース分析をとおして、アメリカの看護科学者たちの社会文化体験《Cultural experiences》に手がかりを求めた。看護科学の分野において現在定期的に刊行されている専門誌は、枚挙にいとまがないほど多数にのぼっている。それにも関わらず、なぜこの二誌を選んだのか？　看護科学者たちの社会文化体験《Cultural experiences》を、看護のグランド理論構築期から現在まで、一貫した視点で、縦断的にみてゆこうとすれば、この時期全体を視野に収めることができる史料（資料）が必要である。看護科学分野の殆どの専門誌は、看護科学の発展過程のなかで、順次創刊されてきたものである。歴史が浅く、グランド理論構築期の看護科学者たちの社会文化体験《Cultural experiences》については語ってくれない。また、『アメリカン・ジャーナル・オブ・ナーシング』は一九〇〇年に創刊されており、対象となる時期を含んでいるばかりでなく、その伝統と権威において疑いもなく看護を代表する専門誌である。しかし、同誌の読者は看護師全般であり、看護実践、教育、管理等、一般的な話題に重点がおかれている。

　この作業には、もう一つ、隠れた、大きな目的があった。同じ時期、日本ではなぜ看護理論が育たなかったのだろう？　この、疑問も長く心にかかってきていた。それを解く手がかりを得たかったのである。日本では看護理論は育たなかったというよりも、芽吹かなかったというほうが当たっているかもしれない。今、振り返ってみると、八〇年代の日本の看護界の状況はベレンキーらの言う「受け身の知識」の段階にさえ至っておらず、翻訳によって次々に紹介されてくるアメリカの看護理論に触れることによって、看護師としての「内なる声」に目覚め始めたような状況のなかにあったと言っても、けっして過言ではない。七〇年代に、看護の本質を理論的に説明しようとする先駆的な仕事がなかったわけではない。薄井坦子氏が、看護実践を科学的にという、日本の看護界にそれまでなかった考え方を、『科学的看護論』で具体的に提唱された。この仕事がその後の日本の看護教育、看護研究者の育成、看護研究の発展に与えた影響は極めて大きい。七〇年代後半から八〇年代にかけて、看護理論に対する関心は、日本の看護界でも非常に大きかった。しかし、それはいつまでたっても、アメリカの看護理論の翻訳と、それらを紹介する講演会の盛況さの範囲に留まっていた。アメリカの看護理論の多くが翻訳紹介されてくるにつれて、理論にたいする関心は鎮静化していったように思う。その後、わが国では、看護や看護の科学をわれわれ自身がどのようなものとして考え、発展させるのかということについて、これと言った議論がないまま、アメリカの看護理論をこぞって採り入れるという方向へ進んできたように思える。

九〇年代の初めまで、わが国で看護を大学の学部レベルで学んでいた学生の数は、全国で一学年、二〇〇名前後にすぎなかった。看護の大学院については、言わずもがなである。九〇年代の中頃以降、看護を学部レベルで学ぶことは普通のことになってきた。今では看護学の博士号をもつ看護師も珍しくない。だが、日本の看護科学がいまだ発展途上にあることは、誰の目にも明らかであろう。わが国の看護界が翻訳をとおしてアメリカの看護理論にふれることができたことが、わが国の看護教育・実践・研究にどれほど大きな影響を与えてきたことか。自国の社会文化の変化を身をもって体験するなかから看護理論を構築し、看護研究に取り組み、遂に「看護の学術的、かつ科学的基盤は過去数十年のあいだにしっかりと成長してきた…われわれは本領を発揮できるようになってきた」と言える段階にまで到達した、アメリカの看護科学者たちの五十年にわたる努力を貫く社会文化体験《Cultural experiences》は、わが国の看護科学者の現在の立ち位置を知るうえで、ひとつの合わせ鏡として役立つのではないだろうか。

アメリカの看護理論《グランドりろん》は、平均的でおだやかな市民としての生活の流れを理想とする気分で貫かれている。良識的で保守的である。しかし、現代社会はそうした平均的でおだやかな市民の生活の流れを脅かし、突如として中断させてしまう危険性と脅威に満ち満ちている。このことが、看護理論を貫く思想を、時として急進的《ラディカル》にさせるのであろう。人間の生活の流れは幾何学的な単純性のなかへ還元して理論化できるものではない。私は、嘗て、看護理論の構造式化によって、看護が対象とする人間の特性を整理して表現してみようと試みたことがある（野島良子、〝看護理論の構造式化とその意義〟日本看護研究学会雑誌 7-4（1985）：5-14；野島良子、三木福治郎『看護の理論と構造式』（医学書院、1988））。これを発表したときの看護研究者仲間からの反応は、当惑気味に「難しい」「頭の体操」というだけで、こちらが期待したほどには芳しいものではなかった。人間の生活の流れをこのような構造式にして表してみると、それは膨大な数の要素と、それらのとてつもなく複雑な連鎖から成り立っていることがはっきりと見えてきて、とうてい幾何学的な単純性のなかへ還元できるものではないということを、私は悟ったのである。それでも、私は理論が備えるべき条件としての単純性に潜む美しさを素朴に信奉していたので、人間の生活の流れ（SOL）を、日常生活活動（ADL）を時間軸にそって表象する方法を考え、それを SOL = ADL＜ADL＜ADL と表したのである。人間は要素に還元できるような存在ではないことを実感しつつ、一方で、要素に還元することによって、看護の科学を築き上げようとするやり方は、グランド理論世代に共通する傾向であるといえる。グランド理論世代にとっては、それは引き受けざるを得ない宿命的な方法であったのかもしれない。

わが国の今日の状況をみると、看護理論を学部段階で学んでいる若い世代は、もしかすると、それらの看護理論に対して「アメリカの」理論という差異感すら抱いていないのではないだろうか。もしそうだとすれば、そうした自然な形で消化吸収された理論に基づいて、人々の生活の流れと健康について、日本の社会の必要に合致した看護実践と、それを支える看護研究が生まれてくるのかもしれない。そうであれば、それは素晴らしいことであろうし、そういう状況が生まれてくることを大いに期待して待ちたいと思う。

本書では、看護科学者と看護研究者という言葉を、殆ど同じ意味に用いた。看護研究に携わり始めたばかりの、看護科学の萌芽期の看護師たちを、はたして科学者と呼べるであろうかと疑問に思われる方も多いであろうし、私も同じ疑問をもっている。しかし、理論家、研究者、科学者をそれぞれ厳密に操作定義して細かく区別することで、記述がいっそう平明になるというのでなければ、両誌の編集者が巻頭言で用いているように、看護科学者と研究者とを、殆ど同じ意味で用いたほうが、そうした表現に込められた、その時々の編集者の自負と役割に対する責任感あふれた気持ちを、違えないで読者に伝えられるであろうと考えてのことである。

創刊号から五〇年にわたる『ナーシング・リサーチ』と『ナーシング・アウトルック』の巻頭言を読み解く作業は、決して容易ではなかった。巻頭言の多くは、自分の書棚に保管してきたバックナンバーから得たものであるが、『ナーシング・アウトルック』のなかには、欠号もあり、手配しても手に入らない号もあった。こうした欠号になっている雑誌の巻頭言のなかに、重要な証言がとり残されているに違いない。機会をみつけて、是非補ってゆきたい。また、私はこうしたテクストのディスコース分析が研究者に与える困難さと戦う以前に、個人的な感傷と戦わなければならなかった。冷静に、毅然として再訪しようと決心したにも関わらず、いざそこを訪れてみると、旧居のそこここに懐かしい柱の疵跡を見出して、再三、胸を突かれるような思いに襲われながらも、そうした感傷から逃れ、あるがままの状況を客観的に観察しようとしている古里の再訪者のようなものであった。この時代を、彼らと同じ思いを抱いて看護に携わってきた者として、「われわれが量的研究方法に高い価値をおくように社会化されてきたということは、確かにその通りだ。われわれはどこからであれ、とにかく出発しなければならなかったのだ」という編集者の回顧に込められた複雑な思いは、けっして他人ごとではなかった。同時に、質的研究は科学的ではなく、レベルも低いと貶されようとも、その方法でこそ明らかにできる問題が看護にはあるのだという質的研究擁護派の、科学的研究方法としてなかなか認知されない口惜しさも、自分自身のものとして胸に迫ってきた。また、ビジネス化されたヘルスケア文化のなかで進行する医療保険改革に翻弄される看護も、アカデミズムの世界における看護科学者の困難な立場も、一片の史料（資料）として客観的に処理するには、あまりにリアルな実感を伴っていた。両誌の巻頭言に対するこうした共感的感情が、テクストのディスコース分析に影響を与えなかったことを願うばかりだ。

とはいえ、困難なことばかりではなかった。『ナーシング・リサーチ』と『ナーシング・アウトルック』の編集者たちの態度に深い感銘を覚えた点がある。編集者が何代交代しようとも、彼らは、折にふれ、われわれはどこから出発してきたのか？　何をめざして出発してきたのか？　と絶えず自戒しながら問い返しているのである。時が経ち、成果が積み重なり、組織が肥大化してくるうちに、ともすると初心は見失われてしまう。一九五二年に「研究とはなにか？」と問いかけるところから出発して、約半世紀後の一九九五年、『ナーシング・アウトルック』の編集者をして「今やわれわれが成し遂げてきたことを誇ることができる。…看護の学術的、かつ科学的基盤は過去数十年のあいだにしっかりと成長してきた…われわれは本領を発揮できるようになってきた。」と言わしめたのも、こうした、折りにふれて出発点を振り返り、経てきた過程を整理し、評価する作業を怠らなかったからではないだろうか。こうした振り返りによって、彼らは最初に立てた目標を見失わずにすんだのではなかったのだろうか。学ぶべき点は多い。

かねてから、私の敬意と感謝の気持ちをお伝えしたいと願っていた方々は多い。なかでも、ここで扱った二十世紀後半の、わが国では戦後の五十年間に相当する時期に、善いケアを提供するために、それぞれの持ち場で地味な工夫を重ねてこられた看護師の方々と、専門領域の垣根を超えて、そのもてる科学的知識を看護技術の向上のために惜しげもなく注いでくださった物理科学者の平田雅子博士には、この機会に心からの敬意と感謝の気持ちを申し述べたい。

本書を纏めながら振り返ってみると、やはり「人間において看護の成立する領域」という『看護論』の中心主題を示唆してくださった恩師、立命館大学の名誉教授西川富雄博士の、「学問は続けるかぎり、永遠に序説だ」という励ましのお言葉は、今日まで大きな支えとして私の心のなかにあった。ここで扱った主題について、アメリカ研究の全くの門外漢である私に、その方法とアメリカ文化について丁寧な指導と助言をくださったのは、同志社大学大学院アメリカ研究科の佐々木隆教授である。看護科学の方法について、折々の団話《ダイアローグ》に加わり、看護研究者として熟慮された視点を示してくださったのは泊祐子氏、道重文子氏、野村美千江氏、中西純子氏である。また、ミネソタ大学看護学部の名誉教授Mariah《マラヤ》 Snyder《スナイダー》博士からの四十年間途切れることのない友情と適切な示唆は、私にとって、この課題に取り組むうえで、かけがえのない力になった。そして本書をこうして上梓できる僥倖《ぎょうこう》に恵まれたのは、看護科学におけるパラダイムの転換―看護学における知識の起源―看護師と社会という三つの問題が、こうした形で私のなかで一つに纏まるまで、長い間待ち続けてくださった株式会社へるす出版と同社の渡部勝氏の深いご理解があったればこそのことである。心から深く感謝申し上げたい。

最後になったが、小玉香津子氏のヘンダーソンの訳書からその一部を、『ナーシング・リサーチ』と『ナーシング・アウトルック』の巻頭言からは、多くを引用させていただいた。これらのテクストの引用がなければ、本書で私が目指した目的は達成されなかったと思う。改めて心から感謝申し上げる。本書で引用した『ナーシング・リサーチ』と『ナーシング・アウトルック』のテクストは、著者自身の訳によるものである。出典を巻末の【註】にまとめて示しておいた。看護学領域では、文献の出典はAPA方式（*Publication Manual of the American Psychological Association*）に従って、著者名をアルファベット順に記載するのが一般的であるが、本書では内容の性質上、*Chicago Manual of Style* の方式に従い、引用順に、著者名、論文名、雑誌名、巻-号（発行年）：ページ、の順で記載した。また、インターネットを介して得た資料については、閲覧したホームページを〈　〉で括り、その後へ閲覧月日を示しておいた。複数の文献がある場合には、セミコロン（;）で区切って示しておいた。また、本書で用いた看護理論家たちの名前については、日本で用いられている呼び名で表記した。人名については初出部分で、括弧のなかに英文でその綴りをいれておいた。著書と論文名は原文で表記したが、日本語訳のある著書については、その書名をできる限り括弧内に記入しておいた。

二〇〇九年一月　　著者

目次

序章

一九八三年。ある暗い嵐の夜のこと…と書きだす物語のように記述された学位請求論文が若い大学院生から提出されてきたとき、審査にあたった看護学部の教授たちの驚きと当惑はいかばかりであったろうか。教授たちは、科学にとって有用で価値があるのは量的研究方法だけであると教え込まれ[1]、演繹的推論、客観性、準実験、統計技法、対照群などという伝統的な研究用語だけが載っている参考書[2]で学んできた世代である。彼らの多くがエスノグラフィなどのような質的研究は科学的ではなく、レベルも低いと信じ込んできていた[3]としても、けっして不思議ではない。一九八三年の『ナーシング・リサーチ』の巻頭言で、編集者フローレンス・ドーンズ（Florence S. Downs）は、教授の一人と学位を取得し研究者として独り立ちしていこうとしている学生のあいだで交わされた次のような会話を紹介している。

「あなたは数量派だと思っていたけれど…?」
「ええ、私は数量派でした。でも、量的研究方法はこの研究で明らかにしようとした問題には合いませんでした。方法を量的研究方法から質的研究方法へ変えて、ある暗い嵐の夜のこと…と、まるで物

語を書くようにデータをまとめ上げて記述していくのは、容易なことではありませんでしたけれども…」(4)

一九八〇年代の初頭、看護科学の正統的方法は量的研究方法であるという考えは、未だ放棄されてはいなかった。一九五〇年代の初めに看護が科学的研究に着手して以来、論理実証主義的科学観が、指導的研究方法として看護科学者たちを導いてきていた。質的研究方法は科学的ではなく、レベルが低いというのが、彼らのあいだで支配的な見解であった。しかし、この時期、看護研究の参考書には質的研究方法が載りはじめていた(5)。変化の兆しは既に現れていたのである。一九七六年、ジョセフィン・パターソン（Josephine G. Paterson）とロレッタ・ズデラド（Loretta T. Zderad）は「厳密な実証主義的科学主義の方法」(6)にたいする懐疑から出発した実践理論として *Humanistic Nursing* を上梓し、看護研究へ現象学的方法を採り入れる必要性を説いていた。一九七八年にはバーバラ・カーパー（Barbara A. Carper）が、看護の知識には「経験論」、看護のアートとしての「美学」、「個人的知識」、「倫理」の四つの基本パターンがあることを明らかにして(7)、「個人的知識」を看護科学の正統的な知識の位置に据えようとしていた。看護実践に科学的基盤を与えようと決意した時以来、科学的知識というものは価値中立的で非個人的なものであり、客観性と普遍性を備えたものでなければならないと固く信じ、看護技能として伝承されてきた知識からは、極力目を逸らせてきたのが看護科学であった。そして、一九八四年にはパトリシア・ベナー（Patricia Benner）が、それ以前に出版された多くのグラウンド理論のような規範理論ではなく、看護実践者たちとの対話から得たデータに基づいて、看護師が看護技能へ習熟していく過程を記述した理論として、*From Novice to Expert–Excellence and Power in Clinical Nursing Practice*（『初心者から達人へ―臨床看護実践における卓越性とパワー』）[8]を上梓している。そのうえ、一九五二年にヒルデガード・ペプロー（Hildegard E. Peplau）が *Interpersonal Relations in Nursing*（『人間関係の看護論』）[9]を上梓して以来、看護の本質と機能を精力的に記述してきたグランド理論は、「本質的に非常に漠然としており、一般的で、広汎すぎて経験論的検証には向かない」[10]という批判に曝され始めていた。看護科学に現れ始めたこうした研究方法の変化の兆しは、何を意味していたのであろうか？

また、一九八六年にマーガレット・ニューマン（Margaret A. Newman）が上梓した *Health as Expanding Consciousness*（『看護論―拡張する意識としての健康―』）[11]には、あたかも看護科学は新しいパラダイムへ既に転換したかと見まがうような、ニューエイジ・サイエンスの思想に彩られ、時空を超えた次元で記述された人間像と健康の概念が登場してきていた。実際、一九七〇年にマーサ・ロジャーズ（Martha E. Rogers）が *An Introduction to the Theoretical Basis of Nursing*（『看護科学の理論的基礎序説』）で、看護科学のなかへユニタリー・マンとして表象された人間像を提示して以来[12]、ロジャーズ学派の研究者たちは、それをドロセア・オレム（Dorothea E. Orem）の「セルフケア不足理論」やシスター・カリスタ・ロイ（Sister Callista Roy）の「適応モデル」、あるいはベティ・ニューマン（Betty Neuman）の「システムモデル」などを支えてきていた従前の旧い世界観とは全く異なる、新しい世界観の登場と見ていた[13]。そして、これがこれからの看護科学を導いていく新しいパラダイムであるように思われた。しかし、人間を孤立したエントロピック・システムとしての社会内存在から、オープン・システムとして環境と相互に作用し合う存在へと、その位相を転換させたロジャーズの「生命過程理論」は、けっして多くの看護科学者たちがそれを理解していたわけではない。「生命過程理論」の共鳴者はまだ少数派にすぎなかった。グランド理論をとおしてハリー・サリバン（Harry S. Sullivan）やエーリッヒ・フロム（Erich Fromm）などの社会主義的人間主義、エイブラハム・マズロー（Abraham H. Maslow）やカール・ロジャーズ（Carl R. Rogers）などの人間性の心理学、ジャン・ピアジェ（Jean Piaget）やエリック・エリクソン（Erik Erikson）の発達理論、象徴相互作用理論、（一般）システム理論、あるいはエドワード・ソーンダイク（Edward Thorndike）やハリー・ヘルソン（Harry Helson）の心理学・生理学の諸説に馴染んできていた多くの看護科学者たちにとって、人間と環境との相互作用を、まるで針金細工の螺旋状の長いホースのようなモデルとして提示したロジャーズの新しい理論は、彼らの理解を超えており、違和感を覚えさせた。マーガレット・ニューマンの「拡張する意識としての健康」理論はロジャーズの理論よりもさらに革新的であった。理論の主題は健康の概念であり、人間は「意識」として定義されていた。理論の基底にフリッチョフ・カプラ（Fritjof Capra）やデビッド・ボーム（David Bohm）の物理学があった。しかし、この理論の源泉はマーガレット・ニューマンの師、ロジャーズの「生命過程理論」である(14)。

看護理論というとき、それは自然科学で言われるような、観察された現象の成立理由を統一的に説明するために組み合わされた、幾つかの法則の体系を指しているのではない。看護するという人間の制度化された社会的行為について考えるための、一つの論理的な見方にすぎない。この見方の中心にあって、看護の働きについての説明を方向づけているのが、人間をどう見るかという問題、すなわち人間観である。人間の見方が異なれば、看護理論が照準を合わせる看護の目的と働きに差異が生じるのは、自然なことである。いろいろな理論が提唱され、学派が成立してくる理由がここにある。看護理論のなかに表象された人間像には、理論家の目に映った同時代人が生きて生活しているありのままの姿が映し出されているはずである。それらは、その時代を生きた看護理論家たちの人間観がいかなるものであったかを物語っているに相違ない。

五〇年代の初頭からほぼ四半世紀にわたって、大多数の看護科学者たちは、先進諸科学の分野で継承されてきた伝統的世界観のもとで、医学、心理学、社会学、行動学、哲学、教育学等から理論を借用し、看護とは何か、看護はいかに行うべきかについて、「大きな物語」―グランド理論―を書いてきた。しかし八〇年代の前半、看護の「大きな物語」はその役割を終えつつあるようにみえた。グランド理論に代わる中範囲理論の登場を待つ声が聞こえ始めていたのである(15)。こうした変化は、ロジャーズ学派の看護科学者たちが言うように、看護科学のパラダイムの転換を意味しているのであろうか？　そして、そのパラダイムの転換は、ロジャーズがユニタリー・マンとして提示した新しい人間観が、その契機になっているのであろうか？

科学史家トーマス・クーン（Thomas S. Kuhn）は、科学史においてパラダイムが転換したのは、通常科学が危機に直面した時であったという。つまり、すでに科学者の間で受け容れられてきているパラダイムのなかで、観察によって精密化され、観測結果と理論の間の一致度が、高い精度で確かめられてきているときに、「科学の仕事にたいする同じ規則、同じ規準をとって」現象が与える謎解きに取り組んだにもかかわらず、そうした方法では説明できない変則性が新種の現象のなかに宿っていることとに観察者が気づいたとき、革新的な理論の誕生につながる科学的発見が生まれてくる(16)。こうして誕生した新しい理論は、単に通常科学に新たな知識を一つ積み重ねたというだけに留まらない重要性をもっている。それは、それまでの世界の見方—世界観—を根本的に変えてしまうのである。新たに誕生した革新的な理論は、しばらくの間はそれまでの世界観と拮抗し、対立する。そして新旧の世界観の間で摩擦が繰り返される。が、やがて新しい世界観が今までの世界観に完全にとって代わり、それに導かれたパラダイムが成立すると、科学の仕事にたいする新しい規則や規準にそった理論や研究方法が、そこから再び生まれはじめる。パラダイムは通常科学において未解決の問題—クーンはそれをパズルと表現しているが—を解く基礎としての役割を果たすモデルなのであり、「ある集団の成員によって共通して持たれる信念、価値、テクニックなどの全体的構成」(17)なのである。

このような観点からパラダイムの転換をみれば、それは通常科学が既に形成されて存在していることを、前提にしていることがわかる。転換という以上、何かから、何かへ転移するということでなければならない。また、通常科学の形成には、上にみたように、「一定期間、一定の過去の科学的業績を受け入れ、それを基礎として進行させる研究」成果が相当量蓄積されており、そこに特定の研究的伝統が派生し、研究活動が継続されてきている必要があるはずである(18)。そうだとすれば、科学的研究活動を開始して以来、たかだか四半世紀しか経過していない看護科学にとって、ロジャーズが「生命過程理論」を公にしたこの時点で、パラダイムの転換に舞台を提供し得るような正常科学といえるものが既に形成されていたと言えるであろうか？

八〇年代の初め、看護科学のなかに現れつつあった変化は、まだ、誰の目にも大きな潮流として映るほど明らかなものではけっしてなかった。一九七〇年代をとおして、看護科学は疑いもなく着実な発展を遂げてきていた。看護学の博士課程をもつ大学は、一九七八年には十九大学にまで増え、学位をもった看護師の数は目に見えて増加していた[19]。たった三十年ほど前までは、研究のできる看護師の数は極めて限られていた。「少数の慧眼をもった看護師だけが、看護実践の改善と実践の科学的基盤の構築に、看護研究が関連していることを見抜いているにすぎなかった」[20]のである。しかし、一九七〇年代の中頃から、研究は「もはや看護師の語彙のなかで新語ではなくなっていたし…エキスパートだけがかかわる仕事でもなかった」[21]。その証拠は『ナーシング・リサーチ』の創刊後最初の二十五年間に、右肩上がりに増加していく研究論文として蓄積されてきていた。しかし、この時点で、看護科学が正常科学を形成するほど成熟の域に達していたとは、到底言えまい。

看護研究の発展が初めて成熟という言葉をもって語られたのは、ようやく一九八九年になってからである。『ナーシング・リサーチ』の編集者ドーンズは、看護科学者たちが注目し始めた、ストレスがライフスタイルと心理状態に及ぼす影響を測定するソーシャル・サポート研究に言及して、看護科学者は、もはや、自分の研究に適切に合致してもいない概念や道具を、科学の他の分野から借用してこようとは望んでいないし、また、便利な道具を他の分野から何もかも掴み取ってくるなどということは、容認できないことだと述べている[22]。他分野の研究方法や知識と完全に縁を切ってしまおうというわけではない。これからは看護の目的に合致した適切な知識だけを選択的に利用していくのである[23]。とはいえ、『ナーシング・アウトルック』の編集者が、看護科学は「応用実践専門職を支える確固とした学術的、かつ科学的基盤をもっている」実践科学として、とうとう成熟の域に達したと、次のように述べたのは、それから数年後の一九九五年のことである。

よく開発された学術的、かつ科学的基盤をもった専門職として、看護は最も古いしっかりと確立された諸科学に比べると未熟ではある。しかしながら、われわれは遙々と長い道のりを歩んできた。そして、今やわれわれが成し遂げてきたことを誇ることができる…看護の学術的、かつ科学的基盤は過去数十年のあいだにしっかりと成長してきた…われわれは本領を発揮できるようになってきた[24]。

カーパーがいみじくも述べているように、八〇年代前半の看護科学には、研究の「自然史的段階と演繹的に構成された理論の段階の狭間」で[25]、両方の流れが渦を巻いていたと言える。

こうした渦のなかに、それまで看護科学者たちが、科学的ではなく、レベルも低いとあれほど忌諱《きき》してきた質的研究方法が登場してきたのは、なぜであろうか？　七〇年代から、とりわけ社会科学の分野で目立ってきていた新しい思潮の影響であろうか？　一九七三年にクリフォード・ギアツ（Clifford Geertz）が *The Interpretation of Culture*（『文化の解釈学』）で文化を意味と象徴の体系と捉え、解釈人類学を切り開いて以来、解釈学（Hermeneutics）、構造主義（Structuralism）、脱構築（Post-structuralism）は社会科学の分野で流行の言説になっていた[26]。新しい思潮に敏感な看護科学の若い世代が、社会科学のこうした潮流に乗ったのだということも、十分考えられる。しかし、先に述べたさまざまな微妙な変化と合わせて考えてみれば、まだ発展途上だとはいえ、一つの独立した科学であろうとしている分野に現れた研究方法のラディカルな変化は、その原因をやはりパラダイムの転換と結びつけて考えざるをえないだろう。質的研究方法の登場は、それまで看護科学に支配的であった、客観的・量的データによって現象の因果関係を説明しようとする、要素還元論的・因果論的研究方法から見れば、まるでコペルニクス的転回に等しい変化であったと言ってもけっして過言ではない。それはクーンの言うように、「パラダイムが与える道具立ての変更」[27]に他ならないからである。数から言葉への変更である。

　質的研究方法の支柱となる道具は言葉である。看護科学者たちが看護科学の対象となるのは、「人間と、健康にたいする人間の諸反応である」[28]と考え、さまざまな場、さまざまな状況下で、さまざまな人々の生きられた体験や、その意味や、それらの価値を明らかにしようと思えば、その答は因果論的方法ではなく、病者やクライアントを閉じられた個の世界から共同体験のなかへ招き入れ、記述と解釈をとおして了解に達するという方法によってしか得られないであろう。そういった作業を可能にしてくれる道具は、言葉をおいて他にはないはずである[29]。

　パラダイムは通常科学を形成し、その範疇で研究によって解決された問題を整理して、知識の体系化を進めるためのモデルである。既に受け容れられている枠組み、あるいはパターンである[30]。新参の科学者たちがこうしたモデル、あるいはパターンにコミットメントしながら自分で研究を進めることができるようになるのは、同類の科学者集団内で長期間にわたる専門的訓練をうけながら、科学者として社会化されることをとおしてである[31]。この時期、看護科学者たちは、このような社会化過程をとおして習得してきた先進諸科学のパラダイムの道具立てでは、もはや説明不可能な変則性が宿っている新種の現象が、「人間と、健康にたいする人間の諸反応」のなかに現れてきていることに気づき始めていたに相違ない。そうだとすれば、それを検証する方法は、体験者自身の口から語られた言葉を拾い集め、解釈し、そこから見えてくる意味を紡いでゆく他にはないであろう。体験者によって語られた言葉には、その人によって生きられた社会と文化のリアリティが映し出されているはずである。のみならず、そう語ること自体が、体験者自身にとらせた社会と文化への関与の仕方をも映し出すであろう(32)。

幸い、アメリカの看護界のリーダーたちが専門職としての看護の科学的基盤を築こうとして、五〇年代の初頭に看護理論の構築作業に着手して以来、半世紀にわたる彼らの社会文化体験《Cultural experiences》は、すべてではないにしても、その一端が『ナーシング・リサーチ』と『ナーシング・アウトルック』の巻頭言という形で、整然と記録に残されてきている。こうしたテクストのディスコース分析は、二十世紀後半の五十年間のアメリカ社会のなかで、看護科学がどのようにして専門職としての看護を支える実践科学になろうとしてきたのか？　看護科学のパラダイムは実際に形成され、そして転換したのか？　もし転換したのであれば、それはいつ、どういう理由によってなのか？　という問に答えを与えてくれるはずである。

ここで社会文化体験《Cultural experiences》というのは、社会の政治・経済・文化的出来事を看護の当事者として身をもって体験するなかで、心の中に生起した思考と感情で織り上げられた内的世界・反応・疑問・怒りと絶望・歓びと希望・義務感や判断などを指している。それらは明らかにひとりの看護科学者の個人的思考と感情にすぎないが、学術雑誌の巻頭言という形式と権威と社会的責任を賦与されることをとおして代表性を帯び、大多数の看護師たちの社会文化体験《Cultural experiences》を表象する言説であるものとして、すなわち、看護師たちの集合意識の表れという性格を帯びているはずである。ある社会集団の大部分の成員の性格構造に共通する面をエーリッヒ・フロムは社会的性格と呼んでいるが、それは、その集団が共通してもつ基本的経験と生活様式の結果から発達してきたものである(33)。それゆえ、こうした学術雑誌の編集者たちが、看護教育者、あるいは看護科学者として同時代の社会と文化をどのように体験していたのかということを、彼ら自身の言説のなかに探ることによって、看護のグランド理論を構築した理論家たちは、なぜ、人間をそのような存在として表象したのか、看護科学者たちは、なぜ論理実証主義を信奉したのかという疑問が解き明かされてくるであろう。そして、こうした疑問への答が、看護科学のパラダイムは実際に形成され、そして転換したのか？　もし転換したのであれば、それはいつ、どういう理由によってなのか？　という問を解き明かしてくれるのみならず、看護科学者たちが社会との間にとり結ぶ関係のあり様について、異なる社会と文化のなかで看護実践に携わっているわれわれにも、かけがえのない示唆を与えてくれるはずである。

無論、こうしたテクストの解釈には唯一の正しい答えと言えるものはない。解釈はテクストを読む人によって異なるプリズムのなかに浮かび上がるだろう。しかし、始めなければならない。一つの解釈がいわば呼び水となって、次の、いっそう新しい解釈の出現を促していくであろうから。

第一章　揺籃《ようらん》期の看護科学——一九五二〜一九六七

一九五二年

一九五二年は、看護の専門職化を目指しているアメリカの看護師たちにとって、記念すべき年になった。純粋な学術研究の成果に関連した論文だけを掲載する雑誌『ナーシング・リサーチ』（*Nursing Research*）が創刊されたのである。一九四八年にブラウン報告書（*Brown Report*）が出されて以来、看護界のリーダーたちは、看護を専門職にしていくためには、看護の機能と「専門職」の意味を明確にしていく必要があることを痛感していた。看護とは何か、医療のなかで看護でなければできないこととは何か、そのような仕事を担う「専門家」を養成する大学教育のカリキュラムは、どうあるべきなのか。これらの課題を早急に解決していくために、看護とは何か、看護はいかに行われるべきかを、明晰判明な概念を用いて記述した理論が構築されなければなるまい。同時に、看護実践を経験と勘に頼った観察や技能から脱皮させ、科学的根拠で裏打ちされた高度な技術的行為へと高めてゆかねばならない。この課題に接近する道は、看護師自身が科学的研究を進め、看護独自の知識体系を築いてゆくほかにはない。看護に関する知識の創出と普及の重要性に気づいていた少数の先駆的看護教育者たちが、看護大学協会（Association of Collegiate Schools of Nursing）の後援を得て(1)、アメリカン・ジャーナル・オブ・ナーシング社から『ナーシング・リサーチ』の創刊号を出したとき、そのページ数は四十八ページであり、その年に出されたすべての号を合わせても、一四四ページにすぎなかった。しかし、ジェネヴィエーブ・ビックスラー（Genevieve K. Bixler）が署名した創刊号の巻頭論文には、科学にたいする真摯な信頼感と、戦後の高度科学技術社会における研究活動の意義の変質にたいする的確な認識が示されている。

嘗て、研究活動は科学者と呼ばれる一握りの人々だけが「真理の発見」を目指して行う「科学の道具」であった。しかし、多くの人々が研究の根本的な重要性を理解し始め、研究という言葉が広く応用的意味において使われるようになってきた今日の社会では、純粋科学的成果だけを目指すような研究活動は、その役割を終えようとしていると、ビックスラーは述べている。そして、これからの社会が研究という言葉に意味を見出すのは、研究が社会の諸問題を組織的に解決していくときであり、その役割を担うのは、社会学、教育学、文化人類学、政治学、経済学等の社会科学であるという(2)。

ここには、第二次世界大戦後に優勢になってきた社会思潮を冷静にみつめ、自らもその流れに沿って、社会の諸問題を解決していく新しい応用科学分野の一員になろうとする決意のようなものが漲っている。後に、第二世代の看護科学者たちから論理実証主義、ないし、量的研究方法に批判の眼が向けられたとき、彼らが、「われわれは、どこからであれ、とにかく出発せざるを得なかったのだ」(3)と弁明することになった原因の一つが、まぎれもなく、このような時代の社会思潮のなかで、看護を新しい科学として築き上げてゆこうとした看護科学者側の事情のなかにあったであろうことは、疑いをいれない。同じ巻頭言のなかで、研究には二つの重要な側面があると、ビックスラーは述べている。

データを収集してそれを解析することと、その結果を報告することである。看護には既に長い実践の歴史のなかで収集され、蓄積されてきた豊富なデータがある。だが、データは解析されてその結果が報告されない限り、一般化された普遍的知識として活用されることもなければ、もっと高いレベルの研究へと発展していくこともない(4)のだと言うビックスラーの言説には、実践のなかに放置してきた、かけがえのない看護の知識を惜しむ気持ちがある。だが、これからは違う。看護は、今、科学として発展していくために必要な学術研究の専門誌をもったのである。

同じ年、ヒルデガード・ペプロウが *Interpersonal Relations in Nursing : A Conceptual Frame of Reference for Psychodynamic Nursing*（『人間関係の看護論』）(5)を上梓している。ジグムント・フロイト（Sigmund Freud）、エーリッヒ・フロム、アルフレッド・アドラー（Alfred Adler）らの精神分析理論と、イアン・パブロフ（Ivan P. Pavlov）の条件反射理論を基底に敷き、ハリー・サリバンの対人関係論やエイブラハム・マズローの動機理論などを借用して対人関係のプロセスを記述し、それをとおして看護の本質と機能を明らかにしようとしたこの精神力動的看護理論は、この後に展開されてくる看護の理論構築の嚆矢《こうし》となった。『ナーシング・アウトルック』（*Nursing Outlook*）が創刊されたのは、翌一九五三年である。こうした新しい動きを直接引き出してきたのはブラウン報告であるが、その背後には、第二次世界大戦終了後、看護が専門職として直面した深刻なアイデンティティ危機《クライシス》があった。

専門職としてのアイデンティティ危機《クライシス》

アメリカ合衆国の近代看護は、十九世紀後半以降、もっぱら専門職化を目指して発展してきた。組織的な看護師養成教育は、一八六〇年にボストンのニューイングランド・婦人・子ども病院（New England Hospital for Women and Children）で始まり、その後の三十年間に看護学校は著しく増加している。第一次世界大戦終了時点では、急増する病院設立の影響をうけて、看護学校はその数も規模も急成長している。中産階級の発展が病人の看護を家庭から病院へと急速に移行させていた。新しい医学知識と改良された治療法を提供する病院は、増大する中産階級にとって、安心して病人をまかせられる場所であった。職能団体が結成されたのは、こうした病院附属の看護学校の無秩序ともいえる増設によって生じる問題に対処するためであった。一八九三年に結成されたアメリカ看護師訓練学校長協会（American Society of Superintendents of Training Schools）は、一九〇〇年に『アメリカン・ジャーナル・オブ・ナーシング』（*American Journal of Nursing*）を刊行し始めている。一九一一年にはニューヨーク市でアメリカ看護協会（American Nurses' Association）が結成され、その翌年、全国保健師協会（National Organization for Public Health Nursing）が結成された。急増する病院附属の看護学校での看護師養成教育から生じる問題に対して講じられたもう一つの対策は、そこでの教育に責任を持つ上級卒業看護師を養成することであった。一九〇九年、ミネソタ大学は学部レベルで看護教育を開始している。さらに、看護の専門職化を目指す過程でとられた、見逃すことのできない歩みのひとつに、看護実践の法的規制がある。一九三八年、最初の看護師免許法がニューヨーク州で通過している。しかし、この看護師免許法は結果的に二種類の看護師—専門看護師と実務看護師—を生み出す結果になった。

看護が専門職としてのアイデンティティ危機《クライシス》に直面したのは、一九四〇年代である。第二次世界大戦の勃発は、看護師たちに国防にとって重要不可欠な役割の遂行を求めた。従軍看護と銃後《じゅうご》の市民の健康管理である。これら両方の必要を満たそうとすれば、看護師の数が著しく不足することは、誰の目にも明らかであった。こうした国家の存亡に関わる危機的状況に対応するために、看護師に対して種々の戦時立法が講じられた。そのひとつ、一九四二年にフランクリン・D・ローズベルト(Franklin D. Roosevelt) 大統領によって署名された連邦安全経費法は、保健教育のために一二〇万ドルの経費支出を認めていた(6)。これによって多くの看護学校は入学定員を増やしていた。また、卒業看護師も再教育を受ける機会を利用できたし、すでに職を退いていた多くの看護師たちが、看護の現場へ呼び戻されていた(7)。そして一九四三年七月には、女性議員フランシス・ペイン・ボルトン(Frances Payne Bolton) が提出したボルトン法が議会を通過した。ボルトン法は学生に合衆国看護師カデット・コー(U. S. Cadet Nurse Corps・軍隊看護師)に加入することを求めていた。これによって資格のある若い女性は、軍民を問わず、卒業後は看護の職務に留まるという誓約をして、授業料も教科書も教材も制服も、最初の九ヶ月間の生活費も、全てを連邦政府が負担して、無料の看護教育を受けることができた(8)。若い女性にとってカデット・コーは「将来を約束された」「誇らしい職業」であるという謳《うた》い文句が、ポスター、パンフレット、ラジオ、映画をとおして流され、国を挙げてカデット・コー看護師募集のキャンペーンが張られた。一九四三年六月から一九四五年十月までの間に十三万二千人の若い女性たちが看護学校へ入学していた(9)。全看護学生の九十五パーセントがカデット・コーに加入し、二十四ヶ月ないし三十ヶ月の短縮課程で訓練された看護師の数は十七万九千人に達していた(10)。こうした看護師たちの「時局の要請に即応した勤務なくしては軍民の需用を充たすことは不可能であったであろう」(11)という。

看護師にとって深刻な問題が顕わになったのは、大戦が勝利に終わり、看護師たちが戦時下の職務から解放されたときであった。「戦争は勝利に帰した。さて我々の仕事は何であろうか？」(12)。前線から復員してきた看護師たちは長期休暇をとったり、学校へ戻ったり、他の職業に就いたりした。既婚者は家庭へ戻り、以前に一度引退していた看護師たちは現場を去った(13)。病院では人手が不足していた。そして戦時の必要が医学や医療技術を著しく発展させていた。患者の治療方法は高度化し、看護技術は複雑化していた。とりわけ、一九四二年に、四九二人もの犠牲者を出したボストンのナイトクラブ、ココナッツ・グローブの火災をきっかけに開始された、重症患者を治療の緊急度によってグループに分けるトリアージや、四〇年代後半に流行をみたポリオ患者の呼吸管理の必要から設けられるようになってきていた集中治療室（ＩＣＵ）や、冠動脈疾患集中治療室（ＣＣＵ）では、今までの看護で重視されてきた経験と勘に頼った看護技術ときめ細かな観察だけでは、もはや対応できなかった。心臓の解剖と機能、体液の酸塩基平衡、呼吸不全についての専門的な知識と高度な技術が求められた。そのうえ、こうしたケアには人材と資材の集中化がなによりも不可欠であった(14)。集中治療室で拡がっていたこうした状況は、一般病棟でも見られた。医療保険でまかなえる個室が増加し、それによって看護ケアの空間が患者ごとに分離されてきていた。そのため、従来の患者観察方法では充分に観察できない部分が生じてきていた。嘗て、看護助手や付き添い人として働いていた職員が、准看護師や看護助手として登録看護師の指示の下に働いていた。そして、登録看護師自身もまた、各自が身につけている技術と新しい専門性として設けられた機能によって区分されていた(15)。しかし、新しい知識とより高度な技術を身につけたい、良い看護を提供したいという欲求は、どの看護師にも共通していた(16)。

看護が直面しているアイデンティティ危機《クライシス》の原因のひとつは、看護教育制度のなかにあるように思われた。全国看護評議会（National Nursing Council）はカーネギー財団から基金を得て、ラッセル・セージ財団の社会学者エスター・ブラウン（Ester L. Brown）に看護教育の現状について調査を依頼した。後にブラウン報告書と呼ばれるようになったこの調査結果の報告書は *Nursing for the Future*（『これからの看護』）(17)と題されて、一九四八年にラッセル・セージ財団から出版された。ブラウンはサンフランシスコ、シカゴ、ワシントンで地域の看護界のリーダーたちを集めて開催したワークショップと、全米の地域、組織と運営母胎、財政、目的の異なる約五十校の看護学校と大学を実地に訪問して得られた資料を分析して、看護教育の現状を、「専門職業教育とは呼べない代物」であり、「未だ徒弟訓練の域を脱していない」(18)と診断した。そして、諮問された「卒業生が社会のニーズに応えられるように教育するためには、看護の基礎職業教育の組織、運営、管理、財政は、いかにあるべきか」という問題にたいして、二十八項目の指針を示していた。これらの指針のなかには、看護師が看護の機能について学習し分析する必要があること、「専門職」という言葉の意味を明確にする必要があること—つまり、他の専門職分野では学位が資格を与える規準になっていること—(19)、そして、教育の自律性を確保し教育内容を改善するために、看護の基礎教育を大学教育に格上げして、良い教育を受けた教師と臨床施設を整えること、という示唆が含まれていた。同時に、ブラウン報告は実務看護師を養成する必要性も示唆していた。

看護理論の構築

こうして始まった看護の新しい時代は、看護理論の構築と看護実践に科学的基盤を与えてくれるであろう研究への熱意で溢れていた。その熱意と努力は六〇年代末までに幾つかの看護理論となって結実している。一九六〇年、ヴァージニア・ヘンダーソン（Virginia Henderson）の *Basic Principles of Nursing Care*（『看護の基本となるもの』）が出版されている。このなかで、ヘンダーソンは看護に定義を与え、人間の基本的ニードの充足を手助けする十四項目にわたる行動を、看護師が行うべき基本的看護ケアとして同定している[20]。ヘンダーソンが身体の生理学的平衡の保持を重視するキャロライン・スタックポール（Caroline Stackpole）の生理学やエドワード・ソーンダイクの基本的欲求に関する研究から影響をうけている[21]とはいえ、彼女が基本となる看護ケアを、あらゆる人間がもっている基本的ニードと具体的に結びつけて説明しようとしたのは、その目的が、単に看護とは何かということを定義することにではなく、そこからさらに踏み込んで、看護でなければできないことは何であるかを明確にすることにあったことは明らかである。ヘンダーソンは看護とは何か？　と定義するのではなく、「看護婦の独自の職務は」と限定的に強調して、次のように定義している。

看護婦の独自の職務は、健康、不健康を問わず各個人を手だすけすることにある。どんな点で援助するかというと、健康生活、健康への回復（あるいはまた平和な死への道）、これらはもしその本人が必要なだけの強さと意志と知識とを兼ねそなえていれば人の手をかりなくともできることかも知れないが、とにかくそうしたことに寄与する活動が看護婦の仕事である。そして患者、あるいは健康な人の場合でも、その本人を助けて、できるだけ早く自分で自分の始末をできるようにするといった方法でこの活動を行なうことである(22)。（湯槇ます・小玉香津子共訳）

この定義は、一九五五年にアメリカ看護協会が採択した、「傷病者や虚弱者の観察・ケア・助言、その他の人々の健康保持と疾病の予防、看護要員の監督と指導、ならびに医師や歯科医師の処方に従って行う与薬と処置等にかかわる行為」(23)という専門職看護の定義とは比較にならないほど明確に、看護師でなければできないことは何であるかを浮かび上がらせている。

同じ年、フェイ・アブデラ（Faye G. Abdellah）は*Patient-Centered Approaches to Nursing*（『患者中心の看護』）で二十一項目の看護問題、すなわち患者が抱えている、看護を必要とする問題を提示している(24)。アブデラは看護を、

個人と家族に対するサービスであり、ひいては、社会に対するサービスである。看護とは、個々の看護師の態度や知的能力、看護技術に基づき、病気の有無を問わず、人々が自己の健康上のニードに対処できるよう援助したいと願う気持ち（desire）と、援助に必要な能力を形成するというアートとサイエンスのうえに築かれたものである(25)。（輪湖史子訳）

と定義している。この定義の基底にはヘンダーソンが提示した十四項目の看護の基本的ケア、行動の動機を基本的欲求の階層的充足で説明するマズローの動機理論、そして医学とそれほど大きな距離があるとは見られていない新フロイト派の(26)エリック・エリクソンの発達理論が敷かれている。アファフ・メレイス（Afaf I. Meleis）は、ヘンダーソン、アブデラ、ならびに一九七一年に*Nursing：Concepts of Practice*で「セルフケア不足理論」を発表したドロセア・オレムをニード理論学派と呼び、彼らの理論構築の背景にコロンビア大学ティチャーズ・カレッジの影響をみてとっている(27)。

翌一九六一年、「行動システム理論」を発表したドロシー・ジョンソン（Dorothy E. Johnson）は、人間を「行動のシステム」と措定している。生物学的部分の集合体である人間は、それら相互に関連する部分からなるシステムとして、パターン化され、反復される、目的をもった行動様式をとおして、自分に加えられる「自然の」諸力を「多かれ少なかれ」自動的に調整したり、それに適応することによって、安定性と恒常性を維持していくのだという(28)。科学の分野といわれるものは多かれ少なかれ恣意《しい》的に線引きされたものであり、その境界は決して堅牢でもなければ不変でもない以上、「看護において借用理論と独自の理論を区別しようと試みることは、危険きわまりないことだ」(29)と考えているジョンソンが、基底に敷く理論を社会学から借用してきたとしても、不思議ではない。「行動のシステム」として措定された人間像には、その基底に、行為をパーソナリティ、社会、文化という三つのシステムの構成体として考えたタルコット・パーソンズ（Talcott Parsons）の構造—機能主義的社会システム理論(30)が敷かれている。また、システムを行動との関連において捉える際に、ウオルター・バックレイー（Walter Buckley）らのシステム理論を借用している(31)。

この年、アイダ・オーランド（Ida J. Orlando）も *The Dynamic Nurse–Patient Relationship : Function, Process and Principles of Professional Nursing*（『看護の探求—ダイナミックな人間関係をもとにした方法』）を上梓している。オーランドは、「看護の目的は、患者が必要なニーズを充たすために求めている援助を、与えること」[32]であると規定し、こうした援助は、看護師が自分自身と患者の知覚、思考、感情をとおして、「その時・その場」の患者の反応を確認し、看護の必要を明確にしながら進められる熟慮した看護過程をとおして行われるのだと述べている。「専門職者としての看護師」は基礎科学、応用科学、医学のあらゆる分野から引き出されてきた原理原則を適用して、患者について観察した事柄を解釈していくわけであるが、「記憶に留めておかなければならないこと」があると彼女は言う。それは、そうした原理原則は看護実践を研究することによってではなく、「行動する有機体としての人間の特定の側面」を研究することによって引き出されてくるのだということである[33]。オーランドは人間を、言語的・非言語的行動をとおして援助が必要なニーズをもっていることを告げ知らせる患者と、そのシグナルを受けとめて、患者がニーズを充たせるように必要な援助を差しのべる看護師によって代表させている。

アーネスティン・ヴィーデンバック（Ernestine Wiedenbach）が *Clinical Nursing : A Helping Art*（『臨床看護の本質—患者援助の技術』）を上梓したのは、一九六四年である。このなかで、ヴィーデンバックは臨床看護実践の本質をサービスであり、援助のアートであると規定し、その目的を「その人が自分のおかれている状況や、周囲の環境などが求めていることに上手く反応できるように促し、また、さしあたってそのような能力が妨げられている場合には、その障害を克服するように促すこと」[34]

においている。そして、人間は「機能する存在」であると明確に表現している[35]。つまり、人間は本来的に状況が自分に求める事柄に適応し、うまく機能していくことができる存在なのである。そのように機能するために、自然が人間の身体内に設置した「つくりつけの装置」というのが、身体の諸器官や組織である。したがって、これらの諸装置が損なわれたり、あるいはそれを使いこなす能力が損なわれると、人間は充分に機能することができなくなる[36]というのである。

人間の本質を、（一）自分を維持・発展させる独自の能力をもち、（二）自分の方向性と相対的な自立に向かって努力し、自分の能力を活用するだけでなく、自分の責任をも全うしたいと望み、（三）個人として統合された、価値のある存在であると認識するためには、自己をよく知り、受容することが必須の要件であり、（四）各個人がとる行動は、それがどのような行動であれ、その時点での彼の最良の判断の表れである[37]という四つの前提のもとに見ているとはいえ、ヴィーデンバックが措定した人間像は機械論的生命観の範疇で表象されている。

一九六六年、ジョイス・トラベルビー（Joyce Travelbee）が *Interpersonal Aspects of Nursing*（『人間対人間の看護』）を上梓している。トラベルビーは看護の目的を、「個人、家族、あるいは地域社会が疾病や苦しみの体験を予防したり、それらに適応したりするのを助け、必要ならばこういった体験のなかに意味を見出すように援助する対人関係のプロセス」[38]であると規定している。このなかでトラベルビーは人間を、各々独自性をもち、この世界において一回きりの生を生きることによって、他者が代理することのできない存在であると見ている。そして、「人間の本質についての仮説」をヴィクトル・フランクル（Viktor E. Frankl）のロゴテラピーの概念の上に立て、人間には現在に在りながら記憶のなかに過去を所有し、未来を予見する能力が備わっているという[39]。つまり、人間は「現在」に生きていることによって「現実」に直面し、そこに経験が生まれ、それぞれの経験に意味が与えられる。記憶のなかに蓄積された過去の体験は、現在の体験のなかに映し出され、未来を予見することにつながっていく。このように、時間に捕らえられていると同時に、時間から解き放たれている存在であるからこそ、人間は疾病や苦悩という「現在」経つつある体験に意味を与え、それに適応し、それを克服しようとしていくのである。そして、そうした力の源泉にあるのは希望である。現在疾病に苦しんでいる個人が、自らの力で未来に希望を予見することによって、現在の苦しみの体験に意味を見出し、それによって「是認しがたい現在」に適応し、疾病と苦悩の状況を克服していく「内的な力」を充分に持ち合わせていないときに、看護が必要になるのだという。

また、同じ年、マイラ・レヴァイン（Myra E. Levine）が、*Introduction to Clinical Nursing* で、個人が苦況に陥ったとき、エネルギーの保存、構造性の保存、個人的統合性の保存、ならびに社会的統合性の保存をとおして自分の障碍に立ち向かい、適応し、自分の独自性と全体性を保存しようとするのを手助けする人間の相互作用が看護であると規定したとき、人間が有機的世界観のもとに捉えられていたことは、明白である[40]。レヴァインの「四つの統合性のモデル」において、統合性と全体性を保存するために、絶えざる努力を続ける存在として措定された人間像の基底にあって、人間の統合性と全体性、内部環境と外部環境、ホメオスタシス、適応、価値観と文化的伝統等の概念を支えているのは、科学の多岐にわたる研究分野が生み出した知識である。それらのなかには、クロード・ベルナール（Claude Bernard）の内部環境説やウオルター・キャノン（Walter Cannon）のホメオスタシスを始め[41]、あるレベルの行動に運動、認知、医学、環境、言語といった異なる行動領域をまたいだ「カテゴリー的態度」が要求されると考え、それまでの機能的局在論を超えて、全体論を提唱した神経生理学のクルト・ゴールドスタイン（Kurt Goldstein）、人間の認知とは別に、環境世界に存在する情報が人間に知覚されて価値を与えるのだと考えるアフォーダンスの提唱者ジェームス・ギブソン（James J. Gibson）の知覚心理学、環境と人間の不可分な関係を論じるルネ・デュボス（René Dubos）、「全体性」を開放系として記述したエリック・エリクソンなどが含まれている[42]。レヴァインはそうした手法をとることを「理論の借用」とは考えていない。なぜなら、人間の状態について科学の他の分野で蓄積された洞察や情報や研究成果を看護理論に利用することは、「有用であり、合理的であり、正当なことであり、賢明なこと」[43]だからである。

看護研究の最初の十年

看護理論の構築がこのように進められていた間、状況は看護研究にとっても同じであった。ブラウン報告という強い動機づけがあり、専門職としての看護に科学的基盤を与えるのだという共通目標があった。そして、既に科学として確立されている分野で用いられている研究方法を用いて、科学的研究を目指すのだという共通認識が、看護研究者集団を包んでいた。彼らにとって研究とは、

はっきりした疑問や問題を、入手できる証拠の光のもとで明らかにしていく、目的をもった、組織

的に行われる探求、あるいは、調査のこと

であり、

「看護科学」というのは、基礎生物学、生理学、社会学の上に築かれている、つまり、こうした諸科学の知識のなかから看護に関連あるものをとりだしてパターン化し、それらを看護固有の布置のもとにおいて、社会的目的のために応用すること[44]

であった。研究を必要としている三つの領域は、第一が看護機能の分析であり、第二が知識、技術、理解、判断の種類とそのレベルの分析であり、第三が看護固有の内容と他の関連諸分野からもたらされた内容とを区分したうえで、それらを同定することであった。もちろん看護教育課程のタイプと水準を決定するための研究も、急がねばならない[45]。

幸いなことに、看護研究の必要性を認め、財政的にそれを支援する空気が連邦議会のなかにあった。一九五五年、ドワイト・アイゼンハワー（Dwight D. Eisenhower）大統領は議会に送った健康教書のなかで看護研究の必要性について触れ、一九五六年度の予算に研究費とフェローシップ枠を設けている。一九四一年に連邦議会が一連の看護師訓練法（Nurse Training Acts）を通過させて以来、学部と大学院レベルでの看護教育にたいする連邦政府からの経済的支援は、徐々に増加してきてはいたが、今や、連邦議会が看護研究の必要性を承認しようとしているのである。新しい知識へ向かう扉は、「自ら求めて、それに近づきさえすれば、今、いっそう広く開かれようとしている」(46)のである。

この時期、看護科学者たちの目に、アメリカの戦後社会は力強く発展してゆきつつある国家として映し出されていた。実際、第二次世界大戦後のアメリカは、五〇年代をとおして、安定した経済成長のもとに、かつてなかったほど豊かな大衆消費社会を実現していた。激化していく米ソ対立を背景に、軍産複合体が原子力、航空機、ミサイル、電子関連の巨大産業を生み出していた。また、オートメーションを始めとする技術革新によって、大量生産が可能になった自動車や家庭電化製品の価格は低下し、どの家庭でも容易に入手できるまでになっていた。技術革新は消費市場を拡大させるとともに、工場労働者《ブルーカラー》を減少させる一方で、事務やサービス労働に携わるホワイトカラーを増加させていた。彼らの懐は豊かになり、増加した収入で郊外に庭付き一戸建て住宅を買い求め、そこから自家用車で市内へ通勤し、週末には家族でショッピングやキャンピングを楽しむゆとりが生まれていた。また、主婦は電気洗濯機や掃除機などによって、家事労働から解放されてきていた。五〇年代の半ばには、殆どの家庭にテレビが普及してきていた。人々はテレビの前に釘付けにされ、どの家庭でも同じ番組を楽しみ、次々に流されるコマーシャルによって購買心を煽られていた。増加した収入と短縮された労働時間がもたらす豊かさと自由と、そして画一化が、大都市近郊に住む白人中産階級の生活様式を彩っていたのである。

豊かさが日々の生活のなかで実感されるこうした社会は、アイゼンハワーが大統領であった一九五二年から一九六〇年までの八年間、看護研究の発展を目指す看護科学者たちにとって、「力強く発展してゆきつつある国家」であり、頼りがいのある存在であったであろうことは疑いをいれない(47)。看護研究にたいする連邦政府からの支援は、一九六〇年以後も、連邦政府の新しい看護部局を通して継続されてゆくだろうと、彼らは期待していた[48]。実際、ニクソン政権下で援助費の大幅な削減をみるまで、連邦政府からの支援は継続されている。しかし、この時点で、看護科学者たちには、自分たちは大きく開かれた扉の外へ実際に踏み出したのだという確信は、まだなかった。「医学が若く有能な才能を育てて発展してきたように」、連邦議会が承認した援助によって、看護も学生や若い看護師たちを日常の業務から解放し、研究プロジェクトのもとで、「真理を追究する」訓練を受ける必要があるが、そうした訓練には「関連する分野でわれわれを支えてくれている医学、心理学、社会学等の専門家仲間からの助け」[49]が必要なのだと、彼らは感じていた。

この時期、研究を担っていたのは『ナーシング・リサーチ』に掲載された論文についてみる限り、修士課程と博士課程の学生たちであった[50]。研究の焦点は看護教育、看護管理、母子看護、精神看護に集中していた。ゆっくりではあるが、研究数は着実に増加していた。一九五二年に毎号四十八ページ、年三回の発行から出発した『ナーシング・リサーチ』は、十年後の一九六二年には毎号六十四ページに、年間総ページ数は一四四ページから二五六ページへと膨らんできていた。毎号六十四ページの季刊誌である。これは、紛れもなく「しっかりとした価値のある進歩」[51]であった。さらに、創刊時七五〇部から出発した発行部数は五〇〇〇もの定期講読者のもとへ届けられるまでになっており、その約半数は病院や看護学校と大学であった[52]。こうした誇らしい達成感をもって彼らが次の十年間の目標に据えたのは、看護ケアに関連した研究を看護のより広い領域へ拡げることであった。こうした方向性を設定することは、より高いレベルの教育を受けて、研究能力をいっそう高めようとしている看護師たちが増えてきていることを示していた。看護師が研究助成金を得られるようになってきている以上、看護研究の将来には明るい展望が開けているように思われた[53]。さらに、今ひとつ、彼らが今後十年間の重要課題として認識していたのが、学際的研究へ参加することであった。学際的研究は「患者がそれによって最も利益を受けるのならば、そうした研究はとても必要」[54]なことだからである。

彼らはより発展した看護科学へと向けて、駆り立てられていた。彼らをその方向へ駆り立てているのは、自分たちが暮らしているのは「結果と成功だけが注目され、重視される文化なのだ」[55]という、現実的な時代認識であった。社会がそうである以上、看護科学の発展が他領域のそれよりも遙かに遅れていることを事実として認める能力を培わなければならないであろうと、彼らは率直に認めていた。だからこそ、「看護実践を科学的に探求するための道具として使える基準」[56]を急いで開発しなければならない。看護実践が患者のウエルネスにどれだけ効果的であったかを科学的に測定する基準をもちえてこそ、専門職としての看護の役割は明確になるし、これが看護科学だといえる独自の知識体系の形成へとつながっていくからである[57]。もしこの方向性が間違っていないとすれば、直ちに取り組まなければならない作業は「看護者の行動とそれにたいする患者の反応を科学的に観察し、体系的に記録すること」[58]であるように思われた。

外から押し寄せてくる新しい知識の波

この時点で、彼らが看護科学のモデルとして念頭においていたのは、実証可能な普遍的真理を見つけだしていくことにその根本原理をおいた自然科学であった。これには科学の基礎としての注意深い観察と分類が不可欠である。しかし、彼らは大きなディレンマに陥っていた。他の科学分野と比較してみると、看護研究者の数は絶対的に不足していた。そのうえ、学際的研究グループのなかで、彼らの立場は従属的であった。自立した研究者として責任をもたされているわけではなく、せいぜい研究班の一員として指導をうける立場にあるにすぎない。加えて、そうした状況が、科学の他の分野と比べて、連邦政府からの支援を遅らせる結果を招いている(59)。実際、一九六三年の時点でも、『ナーシング・リサーチ』に掲載された論文のうち、看護研究者だけによって執筆されたのは、ほぼ半数にすぎなかった(60)。その翌年も、その割合はほとんど変わらなかった(61)。こうした状況から抜け出すための唯一の道は、研究者として自立すること以外にはないように思われた。「できるだけ早く、資格のある研究者を育て、その数を増やすこと…」、そして、患者への看護ケア、カリキュラム、看護サービス管理の領域で、本格的な研究プログラムの開発にすぐにでもとりかかることである。無論、それには時間がかかるし、奨学資金も必要である(62)にしても、である。

そのうえ、「情報爆発」の時代である(63)。ヘルスケアの分野に外部から新しい概念や理論がどんどん入り込んできている。それらのうちの幾つか、例えば、ホメオスタシスや科学的管理理論といった概念や理論は、看護のなかでも比較的よく知られている。しかし、産業人間工学やサイバネティックスといった理論には、馴染みがない(64)。未知の概念や理論を学ぶのは「容易なことではないし、懸命に学習しなければならない」(65)のに、新しく学ばなければならないのはこれだけではない。インプットとアウトプット、リダンダンシイ、フィードバック、チャネルとチャネルキャパシティ、コンポーネントといった、今まで機械工学でしか使われていなかった言葉が病院管理用語として押し寄せてきているのだ。しかし、看護科学者たちが外から押し寄せてくる新しい知識の波に戸惑いを覚えたのは、それらを理解して取り込んでいくために、膨大なエネルギーが新たに必要になるからではなかった。彼らはいつも努力を惜しまないできた人々であった。だから、彼らには「われわれは、こうした操作用語の意味を理解していくにつれて、ヘルスシステムにおける研究の文脈のなかで、それらに次第に慣れていくだろう」(66)という自信があった。実際、時代の主潮流を情報爆発のなかに見てとっていた彼らは、極めて柔軟な適応能力を備えていた。看護科学者たちは文献検索用の新しい情報伝達チャネルとして「メドラーズ」（MEDLARS : Medical Literature Analysis and Retrieval System）を利用し始めていたし(67)、各家庭に普及してきているテレビが、看護研究と教育の道具として大きな可能性を秘めていることにも注目していた(68)。問題は、人間を扱う看護がその視点を、機械を見る技術者の視点へ転換できるかという点にあった。「システム理論そのものが患者のニーズにたいする感受性を欠いているというわけでもなければ、システム理論を採用すれば看護ケアが機械的になってしまうというわけでもない。」しかし、「基本的に、看護は今まで人間関係理論、社会・文化人類学理論、臨床理論等の上に立って、看護上の問題解決にアプローチしてきたのである。われわれの研究の土台を没人間的機械的モデルに変えることができるだろうか?」(69)。彼らに疑問と反省が生まれ始めていた。

一九六四年、『ナーシング・リサーチ』の巻頭言は次のように述べている。

今まであまりにも長い間、それが看護に適しているかどうかを検証もしないで、他の学問分野で開発された原理を応用してきたし…あまりにもしばしば、対照群を置いた実験ではなく、対照群も置かない観察で満足してきた(70)。

もし、看護科学の真の発展を望むのならば、「看護研究者は自分で自由に研究の問いを立て、自分でサンプルを収集し、自分で研究方法を決定できなければならない」(71)だろう。

自立への志向

研究者として自立し、看護ケアに関する学際的研究で責任ある立場をとることがいかに重要であるかという認識は、リンドン・ジョンソン（Lyndon B. Johnson）大統領の「偉大な社会」政策を契機に、いっそう強まっている。一九六四年一月、ジョンソン大統領は「貧困にたいする闘い」を宣言していた。その年の七月、ニューヨーク市の黒人居住地区で都市暴動が発生していた。その後一九六八年まで各地で勃発した「長く暑い夏」の始まりであった。数週間後、ジョンソン大統領が署名して公民権法が成立していた(72)。この法案に執拗に反対していた白人層の意識は、徐々に変化してきていたのである。これで人種、性別、宗教、出身国等による雇用差別は解消されるはずであった。また、翌年成立した投票権法で、黒人の有権者登録が可能になるはずであった。一九六五年の年頭教書で、ジョンソン大統領は「偉大な社会」政策を発表し、その一環として、健康と医療に関する教育と研究を促進するための大規模プロジェクトと、心疾患、がん、脳卒中、その他主要な疾患を最新の設備で診断し治療するために、地域に医療センターを設立することを表明していた(73)。看護科学者たちは、ジョンソン政権が無知、貧困、飢餓、障害者、脳卒中とがん、その他の主要な疾患の撲滅に、なみなみならぬ関心を寄せている以上、看護もこうした闘いに加わって責任を分担し、その目標達成に貢献するのが当然であろう(74)と、積極的に受けとめていた。そして、そうしたプロジェクトにおける「学際的研究で、看護ケアに関する研究に看護研究者が責任をもつことは、非常に重要なことである」(75)とも考えていた。それにも関わらず、看護は今まで新しい技術や科学的知見の開発に、率先して責任を引き受けるということをしてこなかった(76)。看護科学という以上、看護研究者が自分で看護研究の問を立て、研究プログラムを動かしていく力を早急につけなければならないことは、明白であった(77)。そして、彼らには、こうした目標を達成するためにとるべき最も適切な方向性は、患者に焦点を当てた学際的研究へ参加することであるように思われた。

社会的少数派の意見と実状を掘り起こしてよりよく解明していくうえで、大きな力をもっている質的研究方法に関心が向けられ始めたのは、この頃である(78)。一九六七年、バーニー・グレイザー（Barney G. Glaser）とアンセルム・ストラウス（Anselm L. Strauss）は *The Discovery of Grounded Theory : Strategies for Qualitative Research*（『データ対話型理論の発見』）(79)を上梓し、研究者が自ら収集したデータから理論を構成していく方法として、「グラウンデッド・セオリー」を提唱している。また、ジーン・クイント（Jeanne C. Quint）が死にゆく患者の看護について行った質的研究の成果を *The Nurse and the Dying Patient*（『看護婦と患者の死』）(80)にまとめている。混乱した社会状況が、伝統的・慣習的な研究方法にたいする見直しにつながる議論を促していた。しかし、看護科学者たちは相変わらず従来の伝統的な実証主義的パラダイムのなかで、量的研究方法を追求し続けていた。関心が新しい方法へ向くためには、それを吟味して、従来の方法に疑いを入れる批判的思考能力が身についていなければならない。看護科学者たちは、この時期、新しい研究方法が示唆している意味と可能性について議論を始める余裕も能力も、まだ持ち合わせていなかったといえるだろう。クイントの質的研究から十年を経た一九七六年の時点でさえ、看護科学者たちの状況は「ほとんどそれと気づかないで…なんでもかでも測定できる用語に還元するよう駆り立てられて…」(81)いたのである。

とはいえ、研究者としての自立を示す兆しは間もなく現れてきた。彼らにとって、それは「わくわくするような」達成感を覚えさせる、「歴史的」出来事であった(82)。一九六五年四月、連邦政府とアメリカ看護協会から財政的支援を得て、初めて開催された看護研究学会（The First American Nurses' Association Nursing Research Conference）には、五十五名の看護研究者が「看護における研究を互いにクリティークするために」、全米の「看護研究が行われている全ての主要な教育研究機関から」出席している。このとき発表されたのは、行動科学に基づいた三つの研究プロジェクトであり、それぞれ実験研究、測定尺度を用いた仮説検証研究、参加観察法と面接法を用いた社会学的フィールド研究であった。発表された研究のクリティークを担当したのが行動科学者であったとはいえ、これは看護研究者たちにとって最初の組織的な学術集会であり、看護科学にとってこれからの研究学会のモデルになるはずであった(83)。翌一九六六年二月、六十一名の「看護科学者」が出席して開催された第二回看護研究学会の目的も、「看護研究者同士が相互にクリティークし合う集会として発展し、そうした学会のモデルとなるように、今後の発展を促していく」(84)ところにおかれていた。

この年に発表された三題の研究は基礎研究に属するものであった。しかし、クリティークを担当したのは、生物科学の領域で訓練された看護科学者たちであった。「数年前、いや、五年前には、看護師がこのような生物科学に基づいた看護研究を行うことはできなかった。その理由は、このような研究をする訓練を受けている看護科学者も、研究をクリティークできる看護科学者もほとんどいなかったということに尽きる」ことを思い起こしてみれば、たとえ少数だとはいえ、「われわれには、今や、基礎科学のなかで訓練された、中核となる看護師たちがいる」(85)のである。この高揚した達成感を、『ナーシング・リサーチ』の巻頭言は次のように表現している。

これまで、研究方法の手ほどきから始まって、研究のクリティークの仕方まで、他の科学や他の実践分野の科学者たちの指導に、余りにも頼りすぎてきた…しかし、ようやく、自分自身の知識と技術でもって自分の研究を批判的に検討し、研究を改善し、最終的には看護の科学の進歩につなげることができるのである(86)。

彼らにとって、これはまさしく「わくわくするような…歴史的」出来事に他ならなかった。

この年（一九六六年）、『ナーシング・リサーチ』は総ページ数が三九二ページに増え、五十四編の論文が掲載されている。そのなかには十四編の実験研究と、研究の理論的モデルの開発を扱った四編が含まれている。そして五十四編の論文のうち、二十九編の著者は看護師であり、十六編では看護師が共著者になっている(87)。さらに、『ナーシング・リサーチ』の発行は一九六八年から隔月になり、総ページ数も五八四ページへと増えている。そして、研究論文は看護系大学院生の増加に並行するように、その洗練度を増してきている。こうした傾向は、すべて「予測できる将来へ向かう健全な発展」(88)の徴候を示しているように思われた。一九六四年にジョンソン大統領が「看護師訓練法」に署名して以来、「長期訓練プログラム」(Long-term Traineeship Program)に登録している大学に籍をおく修士課程の学生数は、一九六二年のそれに比べ、一九六六年には一〇〇〇人も増加していたし、博士課程の学生数は一一六名から二〇〇名に増加していた。この数は一九六二年以前に博士号を取得した看護師の総数にも匹敵していた(89)。大統領も明言しているように、一九六四年の「看護師訓練法」の制定は「アメリカの看護の歴史のなかで、最も意義のある制度」(90)に相違なかった。

この時期、アメリカの看護科学はようやく揺籃《ようらん》期を出て、独り立ちし始めたと言えるかもしれない。しかし、それはあくまで差し伸べられた二重三重の庇護の手に支えられた、よちよち歩きにすぎない。独り立ちし始めた看護科学者たちが、その後も、科学の方法として信じてきた論理実証主義が提示する伝統的な方法に沿って、看護研究に全力を注いでいった(91)としても、けっして不思議ではない。グレイザーとストラウスやクイントらが提示した質的研究方法が、この時点で、看護科学者たちの間に新しい研究方法として拡がりを見せることはなかった。

第二章　研究の自然史的段階と演繹的理論構成の段階のはざまで―一九六八〜一九七九

新たな問い―「看護科学」とは何か？

一九六八年、看護研究は疑いもなく充実してきていた。そして、看護研究者も順調に育ってきていた。こうした発展の背後には、看護研究と大学院での研究者養成プログラムと看護研究学会の開催にたいする連邦政府の大きな経済的援助があった(1)。一九六八年に『ナーシング・リサーチ』に掲載された八十六編の論文のうち、十一編は内科―外科看護に関する研究であった。小児科看護に関する三編の論文、三編の精神科看護の論文と公衆衛生看護に関する二編の論文を含めてみると、臨床実践に関連した研究が明らかに増加してきていた(2)。アメリカ看護協会の看護研究学会は、連邦政府の財政的援助に支えられて着実に発展してきていた。一九六七年にシアトルで開催された第三回看護研究学会では、焦点が「患者をとりかこむ物理的・社会的環境が及ぼす影響」に当てられていたし、第四回学術集会でも、発表された看護研究は、基本的に行動科学に基づいていた。また、一九六九年三月にニューオーリンズで開催された第五回学術集会の参加者は、看護研究者や大学院で研究方法を教えている教師など、一〇〇人にのぼっていた。看護研究は論文の数よりも質を問う時期に入っていた。『ナーシング・リサーチ』の巻頭言は、「良い研究論文」の備えるべき条件について、次のように解説している。

良い論文はシンプル、かつ明晰判明なスタイルで、論理的一貫性のある構成をもっていなければならない…不必要な専門用語や、定義されていない不慣れな用語、冗長な文章は場違いである。良い論文には注意深く整えられた文献リストも欠かせない(3)。

看護研究の順調な発展が、しかし、科学であることを目指している看護に新たな問いを投げかけていた。そもそも科学とは何であろうか？　看護科学とはいったい何であろうか？　そして、看護科学は基礎科学であろうか、それとも応用科学であろうか？(4)　だが、看護科学が基礎科学であろうと、応用科学であろうと、看護科学者にとって重要なのは、研究において「科学として備えるべき要件を充たすこと」(5)である。看護研究はその理論的概念枠組みを要求され始めていた。本来、研究は理論的概念枠組みに基づいていなければならないし、また、理論を検証する場でなければならないはずである。『ナーシング・リサーチ』の編集者ルーシル・ノッター（Lucille E. Notter）は、本格的な研究において理論的概念枠組みが果たす必須の役割を、次のように強調している。

理論は経験論的探求に方向性を与えるし、研究から得られた知見を要約し整理するうえで、その目標点を示すのである。…また、得られたデータは、あらかじめ検証されている仮説と、こうした仮説から生まれてきた概念枠組みに関連づけられるのである(6)。

それにも関わらず、多くの看護研究者たちは理論に基づいて仮説を立てる作業を怠っているようだと、ノッターは述べている。「その成果が最終的には実践で適用される看護のような実践科学においては、看護理論も研究の厳密な手法をとおして検証され、洗練されなければならない」だろう。たしかに、「基礎科学から借用された理論も、看護理論の構築に役立つかもしれない。しかし、看護師自らが…看護固有の意義をもつ理論を生み出さなければならない」(7)のである。そのような理論として、一九六七年の秋、ケース・ウェスタン・リザーブ大学のフランシス・ペイン・ボルトン看護学部(Frances Payne Bolton School of Nursing)で開催された「看護における理論構築に関するシンポジューム」(Symposium on Theory Development in Nursing)で、ジェームズ・ディッコフ(James Dickoff)とパトリシア・ジェームズ(Patricia James)、アーネスティン・ヴィーデンバックは、「状況生成理論」を提唱している(8)。

関心を外へ向け始めた看護科学者たち

この時期、ヴェトナム戦争は泥沼化の様相を呈していた。長期化する戦争のなかで、米兵の戦死者は一万人近くにも達していた。戦費は福祉予算を圧迫するほどかさみ、物価が高騰していた。世論は鋭く、そして深く分裂し、反戦運動は社会の広い層に拡がって、激化していた。一九六七年三月、ジョンソン大統領は秋の大統領選への再出馬を断念し、北ヴェトナムへの爆撃中止を表明し、和平交渉を呼びかけていた。だが、ヴェトナム休戦交渉が調印されたのは、ようやく一九七三年一月になってからであった。一九七〇年、『ナーシング・アウトルック』の巻頭言は、次のように述べている。

われわれの多くは、ヴェトナムで日々行われているこの無神経な大虐殺（つまり戦争そのものに）反対しているのだ。それだからこそ、ヴェトナムからの傷痍軍人や怒れる若者たちをケアしてきたのだ。彼らはアイデンティティを失っているのだ。英雄ではないのだ—騙されているのだ。この途方もなく馬鹿げた話から逃げられる者など、誰もいないのである(9)。

アメリカ社会に深い亀裂と混沌をもたらしているのは、ヴェトナム戦争と経済的困難ばかりではなかった。同じ年の四月、公民権運動の指導者キング牧師がメンフィスで暗殺された。黒人住民の暴動は各地で続いていた。公民権法が成立し、法の前に平等が保証されたはずであった。しかし、彼らが期待していた経済的改善は得られていなかった。若者はといえば、彼らの関心は大学改革と反戦だけに向けられたのではなかった。彼らは戦争や人種差別をもたらすような既成の権威や権力や文化に不信と疑いの目を向け、嫌悪し、拒否していた(10)。そして、それらに対抗する文化《カウンターカルチャー》を創造しようとしていた。看護科学者がこうした社会の状況に無関心のままでいられるはずがなかった。『ナーシング・アウトルック』の編集者は次のように自問自答している。

看護師であることは他者と異なることだろうか？　看護師であることで、われわれは、例えば、血を流し涙にくれながら道端にしゃがみ込んで、死んだ子を深い苦悶の目で見つめているヴェトナム女性の写真を、他者とは違う見方で見るだろうか？　看護師であることで、われわれが厳しく冷たい風が気にならない風を装いながら、街角のゴミ箱で食べ物を漁っている老人を見るとき、われわれのなかに、何か他者とは違う気持ちが沸き起こるだろうか？　深夜静まりかえった時間に、救急患者用の入り口へと急ぎ登っていく救急車を、他者とは違った見方で見守るだろうか？　われわれが看護師であることで、大学のひとつキャンパスで黒人学生と白人学生が互いに暴力を振るいあっている状態に耐えられるだろうか？(11)

彼らは医療の世界のなかで、今まで身体の病理現象にばかり向けてきた関心を、社会の病理現象へと転じ始めていた。貧困、都市犯罪、薬物の濫用、人種問題、若者の暴動、人口増加、そして、明らかに無用な戦争地獄が、社会の目に見えない疾病として、人々の上にのしかかっていた(12)。この社会で暮らしているのは、われわればかりではない。「他者も、また、それぞれの価値観を築いて暮らし、働き…遊び、夢を見、そして苦しんでいる」(13)のであり、それが、看護がもっとよく知ってゆかなければならない世界なのだと、彼らは考え始めていた。看護の語彙に「差異」と「文化的多様性」が加わってきたのはこの時期である。

また、前年の十二月、南アフリカのクリス・バーナード博士が人類最初の心臓移植を実施していた(14)。「いつ、誰が生命を提供し、誰が生命を提供されるべきか？　それを誰が決定するのだろう？」(15)。問題は心臓移植だけにあるのではない。毎年五万人の患者が腎不全で死亡している。途方もなく高額の費用がかかる血液透析を受けて生命を長らえることのできているのは、一万人にすぎない。どの患者が血液透析を受けるべきかを、誰が、何に基づいて決定するのだろう？(16)　そして生と死の選択と決定権を誰に委ねたらいいのだろう？　『ナーシング・アウトルック』の巻頭言は根源的な疑問を投げかけている。彼らには、どうやら社会に、「昨日までのシステムが完全にひっくり返ってしまうような」(17)新しい価値観が生まれてきつつあるように思われた。

第二次世界大戦以来、著しく拡大し複雑になってきた保健医療分野で、看護は専門職として認知されることを目指して努力してきた。六〇年代前半、看護科学者たちの心を強く捉えていたのは、看護を法律、医学、教育とならんで、学術的専門職業にしたいという願いであった。マーサ・ロジャーズ(Martha E. Rogers)は一九六四年に *reveille in nursing* を上梓して、一つの専門職業はそれ独自のものであり、その独自性は実践技術のなかにではなく、専門職業教育を受けた人々がもっている知識体系のなかにあるのだから、それが提供するサービスを他の職業がとって代われるものではない(18)と、看護職者集団を鼓舞する進軍ラッパを吹いていた。看護を学術的職業にしたいという強い欲求は、看護は法律、医学、教育と並んで専門職として認知され、それらの職業が享受しているのと同じ尊厳と社会的承認を与えられるべきだ(19)という願望と表裏をなして、看護界のリーダーたちの集合意識となっていた。

ところで、ロジャーズが *reveille in nursing* で論じたのは、看護の本質や機能についてではなく、看護教育への提言であった。"reveille"(起床ラッパ)という標題が示しているように、激しく変革しつつある高度科学技術社会において、人々の健康を引き受ける能力を備えた看護職を養成していくための看護教育システムのあり様を、看護は学術的専門職業であるという前提に立って、四年制大学での教育を基本とするべきだと、ロジャーズは熱情的に説いていた。ロジャーズが看護の大学教育において重要なこととみなしているのは、一般教養科目をとおして、判断力と批判的思考力を深めると同時に、それらの能力を土台にして、看護科学の専門コースにおいて、人間の行動を家族と社会の文脈に沿って記述・説明・予測する能力を磨いていくことである。しかし、ロジャーズが大学教育で一般教養科目が占めている教育上の意義を重視したのは、看護教育が、単に人間を対象とする仕事に従事する人材を養成するからという理由からだけではない。一般教養科目が専門職業人の人間形成のなかで果たす役割を重視したからであろうと思われる。彼女はコロンビア大学の学長デイビッド・トルーマン（David B. Truman）の次のような言葉を引用している。

訓練されているけれども教育されていないスペシャリスト、技術的には熟練しているけれども、文化的には無能力なスペシャリストは、厄介者である(20)。

一九七〇年の時点で、専門看護師として働いている看護師のうち、少なくとも一八〇〇人が修士号をもち、六〇〇人近くが博士号をもっていた(21)。看護界のリーダーの養成という点に関する限り、ブラウン報告は実を結び、看護教育の発展は現実のものになってきつつあった。しかし、わずか一・八パーセントだとはいえ、男性看護師も働いている状況のなかでさえ、社会の看護を見る目は、看護は女性の仕事であるという固定観念で固まっている(22)。一方、「官僚的組織のなかで育ってきた」看護師と職業としての看護は、「硬直性と同質性、そして部局長支配を特徴とするシステム」のなかで、「医師のアシスタント」の地位に甘んじているように思われる(23)。医療現場での医師と看護師の関係は、医師の側から見れば、いまだに「医師が看護師を〝使っている〟」という認識でしかないのである。医学で最も長い伝統と権威を誇っている『ニューイングランド・ジャーナル・オブ・メディシン』（*New England Journal of Medicine*）の最新号の「教育と看護師の使用」と題された巻頭言が、それを如実に物語っているように思われた(24)。医療システムのなかで、患者に最も適した看護ケアを提供するための意思決定権をもたない看護職は、弱者の立場におかれてきたし、今も、そういう立場でしかない。

社会のあり様と人間の生き方にたいする疑問が、彼らを捉えはじめていた。『ナーシング・アウトルック』の編集者キャサリン・カラハン（Catherine L. Callhan）は、社会の質は高齢者をどのように扱っているかをみれば判断できると述べ、高齢化していく社会の保健福祉政策が抱えている問題を、次のように指摘している。

　近代医学は一九〇〇年には四十九歳であった合衆国の白人の寿命を、今日では七十歳にまで延ばしてきた。しかし、われわれはどのようにして、この余分の歳月を、年をとるにつれて襲いかかってくる不安や孤独や病気に悩まされず、安心できるものにするか、まだ、決めていない…老人保健医療法が制定され、メディケアとメディケイドが導入されて以来投じられてきた巨額の財源は、疑いもなく、高齢者の健康に貢献してきた…ナーシング・ホームは収益の多いビジネスになってきた。この国に二万もあるその種のホームの九十二パーセントは、営利事業である…しかも、その多くで、ヘルスケアについて殆ど何も知らない男性がトップの座を占めている(25)。

重要なのは寿命の長さではなく、生活の質である(26)。さらに踏み込んで、彼らは「生活の質」ばかりでなく、「人間であることの質」と「性」にも注目し始めていた。医学と看護サービスの場にコンピューターが導入されはじめたとはいえ、また、コンピューターは、おそらく、人間に代わって多くの判断ができるであろうけれども[27]、患者がその人の名前によってではなく、「メディケア患者一九七一一四三番さん」と呼ばれる[28]ようなことがあってはならないのである。また、「人間が部分の総和以上の存在であるように、人間の性も分離された身体的行為以上のものなのである」[29]。看護は、この頃、事例数重視からケアの質重視へ、病人の看護中心から地域での健康な生活維持へと、次第に変わりつつあるように感じられた。それは社会的外圧だけがもたらした変化ではなく、看護の「内部から」生じてきた変化であった[30]。『ナーシング・アウトルック』の巻頭言は、「これからの看護師」が目指すべき方向について、次のように述べている。

これからの看護師は、看護職の権利にではなく、人々が必要としている事柄を中心に…生命の意味と、良き生活が人類にとってもっている真の価値に、人間としての心配りをしなければならない…また、病気からの回復だけではなく、社会での生活や健康の維持に大いに関わっていかなければならない[31]。

『ナーシング・アウトルック』の巻頭言が「説明責任」（Accountability）を取り上げたのは、この年、一九七二年である。「説明責任」は専門職としての看護の新しいモラル概念のひとつになるはずであった。

マーサ・ロジャーズのユニタリー・ヒューマン・ビーイング

『ナーシング・アウトルック』の編集者、ジーン・フォンセカ（Jeanne D. Fonseca）が、「人間が部分の総和以上の存在であるように、人間の性も分離された身体的行為以上のものである」と述べたとき、彼女の念頭には、その年マーサ・ロジャーズが提唱したばかりの新しい人間像としてのユニタリー・マン（Unitary Man）が浮かんでいたに違いない。一九七〇年、ロジャーズは *An Introduction to the Theoretical Basis of Nursing*（『看護科学の理論的基礎序説』[32]を上梓し、科学としての看護が探求する現象は人間の生命過程であるとして、人間を「ユニタリー・マン（Unitary Man）」という新しい概念で表象していた[33]。人間はひとつの開放系であり、同じく開放系である環境の場に統合された力動的エネルギーの場である。そして人間は統一された全体であり、それ自体で完全性をもつものとして、もはやそれより小さい部分に還元することはできない、部分の総和以上の存在として、部分の総和以上の特性をそなえている。それがロジャーズのいうユニタリー・マンである。

ペプローからレヴァインまで、既に発表されている諸理論では、多かれ少なかれ、記述の中心は専門職としての看護とは何であるか、看護はどのように行われるのかを明らかにすることにおかれていた。そこでの人間像は、看護ケアの対象となる人はどのような人であるかを、具体的に指示する文脈にそって、暗示的に表象されていた。これらの理論は人間を特定の方向から見て、各々、生物学的存在、心理学的存在、あるいは社会的存在と限定的に措定していた。これらの理論には人間を心身の統一された全体的存在として見る立場が通底しているとはいえ、そこでいう人間の全体性とは部分の総和としての全体性であり、人間はあくまで生物・心理・社会・文化的人間に留まっていた[34]。しかし、ロジャーズがユニタリー・マンとして表象した人間の全体性は、次元を異にしていた。ユニタリー・マンの全体性は開放系の宇宙にあって、環境と相互に働きかけあいながら力動的にエネルギーの場を形成し、連続的創造的に進化していくという特性を備えているのである。ロジャーズは一九八三年になって、「Man という言葉が呼び起こす性差を懸念して、ユニタリー・ヒューマン・ビーイング（Unitary Human Being）と呼び変えている。ユニタリー・ヒューマン・ビーイングは次の五つの前提の上に措定されている。

人間は、人格的に信頼できる自分の完全性を有しており、部分の総和とは異なる、部分の総和以上の諸特性を現している（一つに）統合された全体である(35)

人間と環境は互いに、物質とエネルギーを継続的に交換している(36)

生命過程は、時空の連続性にそって、後戻りすることなく一方向へと進化している(37)

人間はパターンとオーガニゼーションによって同定されるし、また、パターンとオーガニゼーションには人間の革新的な全体が映し出されている(38)

人間は、抽象と想像、言語と思考、感覚、ならびに情緒などの能力をもっている、という特徴をそなえている(39)

人間をこれより小さい部分には還元できない、「単一性」を有するエネルギーの場として捉えたユニタリー・ヒューマン・ビーイングは、他の科学がけっして関心をもたなかった新しい人間の見方であり、新しい世界観であると、ロジャーズは述べている(40)。この世界観のもとで、ユニタリー・ヒューマン・ビーイングの全体性はパターンとオーガニゼーションによって同定される。それゆえ、今まで用いられてきた因果論的研究方法は、看護科学ではもはや用をなさない。看護科学が対象とする人間は、それ自体で完全性をもっている。つまり、人間はそれ以上細分化された部分に還元することはできない、部分の総和以上の存在として、部分の総和以上の特性をそなえているエネルギーの場であるため、看護科学は事象の因果関係ではなく、事象の相互関係を見なければならない(41)。ロジャーズは、「生命過程理論」によって、このように提唱していた。ロジャーズにとって科学とは「体系化された抽象的システムであり、そこから理論が引き出されてくるもの」(42)である。看護理論というものにたいするロジャーズの考えは明快であった。社会学の成果を借用して看護師が理論を構築したからといって、それは看護理論ではない。社会学から引き出された理論は、看護師が構築しようとも、あくまで社会学の理論であり、生理学の成果から引き出された理論は、あくまで生理学の理論である。看護は「基礎科学として、はっきりと看護固有の現象を扱い、そこから体系化された抽象的システムとして理論が引き出されてくるのである」(43)。

ロジャーズが主張しているように、看護科学の世界観はこの時点で転換したのであろうか？　看護が科学になることを目指して理論の構築と研究に着手して以来、看護科学者たちがもっぱら信奉してきたのは、十九世紀以来近代科学が広めてきた論理実証主義であった。だからこそ、彼らは現象を客観的に観察して理論を構築し、それを実験によって検証し、数字を用いて記述できるレベルに到達しようと努力してきたのである。しかし、ロジャーズは人間をユニタリー・ヒューマン・ビーイングとして表象し、それを看護科学独自の新しい世界観として提示した。ユニタリー・ヒューマン・ビーイングは、彼女が言うように、科学としての看護の方法を、今まで先進諸科学から学び取り採用してきた要素還元論的・因果論的方法から、新しい方法へと転換させるのであろうか？

ユニタリー・ヒューマン・ビーイングとして表象された、部分の総和以上の存在としての人間像は、既に *reveille in nursing* にその幼芽が認められる。しかし、一九六四年の時点では、人間と環境との関係は、人間を環境の一部分におく慣習的・伝統的な人間―環境観のなかにとどまっている。ロジャーズは「人間（Man）は部分の総和以上のものだ」[44]と述べている。「総和以上のもの」のアナロジーとして用いられているのは水である。彼女は、水は酸素と水素から構成されている、しかし、水は酸素と水素ではない、と言う。そして、デカルト的心身二元論は今日まで大きな影響力を持ち続けてきたけれども、今日わかっている諸事実とは、もはや整合しなくなっている、とも述べている[45]。ロジャーズがその前年に発表した"Some Comments on the Theoretical Basis of Nursing Practice"[46]と *reveille in nursing* においてみる限り、一九六四年までの時点における彼女の人間観は、一九七〇年に発表されたユニタリー・ヒューマン・ビーイングにみられる「エネルギーの場」「開放系」「パターン」「四次元性」として措定された、部分に還元できない、部分の総和以上の単一性（Unitary）を備えた存在としては、未だ完成されていない。とはいえ、環境との相互作用のもとにある、部分に還元できない、全体が一つであるものという人間の基本像は、この時点で既にその輪郭がぼんやりと現れ始めている。この時点では、人間と環境との不断の相互作用を措定する概念としての「エネルギーの場」は、未だ使われていないし、看護科学を「人間（MAN）の生命過程についての記述・説明・予測を特徴とする科学的知識の体系である」[47]とする定義にも、同義反復的曖昧さがみてとれる。また、看護独自の科学の領域と方法については、「人間（MAN）を環境のあらゆる部分と絶え間なく交わされている相互作用のなかにある、分割できない現象として見ることによって成り立っている」と述べるに留まっており、それを明確に指示するまでには至っていない。この時点でユニタリー・ヒューマン・ビーイングはその幼芽が芽生えつつあったと言えるにしても、その輪郭は、まだ、曖昧さのなかに浮遊していたにすぎないと言えるだろう。

ロジャーズ学派の看護科学者エリザベス・バレット（Elizabeth A. M. Barret）は、従来の看護研究がその対象としている健康と疾病、ならびに看護にたいする看護研究者たちの考えが、「実在するものの本質」にその起源を置いているのにたいして、ロジャーズ学派の看護科学ではユニタリー・ヒューマン・ビーイングと環境との相互作用に知識の起源を置いているのだと述べている[48]。そして、そこから実際に知識が形成されてくるのは、「感覚から神秘体験まで、客観的なものから主観的なものまで」、「あらゆる形の経験」をとおしてであるという。ここからは知識の起源を感覚をとおした経験におくロック的経験論から神秘体験まで、あらゆるものを包括しようとする態度が読みとれる。しかし、人間を部分に還元できない「部分の総和以上の全体」として捉えようとする以上、看護科学の方法は要素還元論に後戻りするわけにはゆかない。ありとあらゆる方法を―客観的方法から主観的方法まで、また、量的方法も質的方法もひっくるめて―包括せざるを得ないことになるのは、当然である。ここにロジャーズのユニタリー・ヒューマン・ビーイングの科学（Science of Unitary Human Being）の陥《かん》穽《せい》、あるいは、バレットの言葉を借りるならば「研究のディレンマとしてのホリズム」[49]が潜んでいる。実際、「〝全体〟として現れる」と措定されている「エネルギーの場」のパターンは部分に還元できないにも関わらず、それを同定するために、測定道具が開発されなければならない[50]のである。バレットはロジャーズが理論構築に際してフォン・ベルタランフィ（Ludwig von Bertalanffy）、ティーヤール・ド・シャルダン（Pierre Teihard de Chardin）、バートランド・ラッセル（Bertrand A. W. Russell）、そしてマイケル・ポランニ（Michael Polanyi）に依拠していることを認めつつ、「それにもかかわらず、彼女の理論は新しく独自の産物だ」と強調している。そして、「研究目的が現象間の関係や差異を決定しようとするものであるならば、多数のデータによってパターンを正確に測定する方法」が用いられなければならないし、「研究目的が生きられた体験の意味を追求しようとするものであるならば、ナラティブデータをとおしてそうするように、質的研究方法」[51]が用いられなければならない、という基本線へ立ち戻らざるを得ないことを認めることになるのである。

　このようなユニタリー・ヒューマン・ビーイングが孕んでいる人間像と研究方法との間の大きな矛盾は、ロジャーズの人間像の措定の仕方にその原因を求めることができるであろう。ユニタリー・ヒューマン・ビーイングという人間像は、移り変わりゆく社会に実際に生きている人々の姿の実測値に基づいて表象されたのではない。ユニタリー・ヒューマン・ビーイングはフォン・ベルタランフィの一般システム理論からアインシュタインの相対性理論まで、人文科学と自然科学にまたがる彼女の該博《がいはく》な知識に基づいて表象されている。そこには、一九六九年に月面着陸を果たした宇宙船アポロやエレクトロニクスの開発のような、最新の科学技術がもたらす飛躍的な技術革新の成果にたいする、ものすごく楽観的な期待が込められている。西暦二千年までには月面に人間が住みつくことになるであろうし、人間世界は氏族から部族へ、都市から州へ、そしてさまざまな国家から一つの世界へと移り変わってきたように、拡がり超越していく一つの宇宙としてあるようになるだろう。ユニタリー・ヒューマン・ビーイングは、「究極のところ、そのように拡がり、超越する宇宙のための世界観」(52)として提示されたのである。

この同じ年、ケント州立大学のヴェトナム反戦騒動で四人の学生が射殺された。一九六九年に就任したリチャード・ニクソン（Richard M. Nixon）大統領は、泥沼化したヴェトナム戦争終結への道を探っていた。だが、停戦への道程は多難であり、ヴェトナムからの撤兵を実現するために必須だとされた戦略が、かえって北爆をいっそう激化させ、カンボジア侵攻作戦にまで発展していたのである。ニクソン大統領は、六〇年代後半以来、国全体が陥ってきた大きな混沌状態を鎮めるために、「法と秩序の回復」を重視する政策をとっていた。六〇年代に激化していた公民権運動は一定の成果をあげ、鎮静化してきているように見えてはいたが、差別が解消され、少数派《マイノリティ》の地位が向上したわけではなかった。黒人以外の少数派《マイノリティ》も、チカーノと呼ばれるメキシコ系を中心とするヒスパニック、アジア系住民、そしてアメリカ・インディアンがそれぞれに深刻な問題を抱えていた。また、先住民族として復権を求めるアメリカ・インディアンの運動は、むしろ急進的になってきていた。ニクソン大統領は先住民族インディアンにたいする政策を見直し、部族の自主性を尊重する方針を打ち出していた。大多数の白人中産階級の間には、長引く社会の分裂と動乱に対する嫌悪感が漂っていた。だが、『ナーシング・アウトルック』の編集者は、オハイオ州の小さな町の道路に横たわる若者の死体は、アメリカ社会が依然として「危機状態に」あり、人種を越え、社会全体が苛立ち、絶望していることを明白に示している[53]のだと受けとめていた。こうした状況のなかで、ロジャーズが提示した世界観はあまりに抽象的で、あまりに楽観的にすぎたといえるだろう。看護科学者たちが体験していた時代の気分は、むしろ一九七六年にパターソンとズデラドが上梓した *Humanistic Nursing* のなかに吸収され、現象学的看護理論として昇華されている。

パターソンとズデラドの体験を生きる人間

パターソンとズデラドが上梓した *Humanistic Nursing* は、彼らが以前から抱いていた厳格な「実証主義的科学主義の方法」にたいする懐疑から出発した「実践理論」である[54]。人間が生きることに潜む多様性、変化、制御不可能性が人間に与える負荷は、人間を予測可能な存在とみなす実証主義とは相容れない。パターソンとズデラドが採った方法は、世界内存在としてある人間が、自分自身の実存をどのように体験しているかを客観的に見る方法である。彼らは人間の生きられた体験についての生データのなかにこそ、看護科学が明らかにしなければならない知識の起源が潜んでいるとみている。そして、この現象学的記述で主要な道具として働くのは言葉である、と明言している[55]。実証主義にたいして抱いていたあからさまな疑問を、看護に現象学的方法を採り入れることによって突き破ろうとしたのである。ここにおいて、パターソンとズデラドは論理実証主義的パラダイムにおいて人間を見る従来の看護科学の立場に疑問を呈したのみならず、看護科学が論理実証主義的パラダイムの傘の下でその価値を認め、熱心に開発しようとしてきた客観的測定に用いる数に代わる道具として、言葉を指定しているのである。信頼できる判断基準として用いられてきた、量の多寡を測定して表現する道具としての数に代わる、質を表現する道具としての言葉への転換である。

パターソンとズデラドは人間を、「今・ここ」で生きている世界内存在として措定している。彼らにとって世界は四次元で措定される時間・空間ではなく、「自己との直接触れあい」をとおして他者との間に形成され、かつ、認識される「あいだ」なのである。あくまで地上の現実世界である。ここにロジャーズのユニタリー・ヒューマン・ビーイングとの画然《かくぜん》とした差異がある。パターソンとズデラドが実証主義にたいして抱いた懐疑は、彼ら自身の濃密な実践体験の底深くに根ざしている。二人にとって、世界は現実に「何時もの事どもがそこで生きられている、毎日の生活」である。そして、世界内へ投企された「肉化された人間」が事物と時間・空間内で相互に出会う場所が、「日常生活」なのである。だからこそ、そうした日常世界は、病気であることによって彼自身の使い込まれた身体の延長であることから、「苛立たしい対象物」へと変質してしまうのである[56]。自ずと、時間も、それは計測された時間ではなく、「その人によって生きられた時間」そのものである。したがって、重要な意味をもつのは、どれぐらいの時間が経過したかということではなく、その人が時間をどのように体験しているかということである[57]。また、空間も生きられた「個人的空間」に他ならない。

こうした前提のもとにおかれた、看護師と患者によって生きられた時間―空間のなかで生起する個々のリアリティは、感覚・知覚をとおして外部から客観的に検証され得るものではあり得ない。ところが、日々の看護実践のなかでは、看護師は科学が言う客観的リアリティのなかに投げ込まれている。つまり、看護師は科学的・客観的リアリティと、自分自身が体験している「主観的―客観的に生きられた世界内」リアリティという、相反する二つのリアリティのなかにおかれているのである。だが、看護実践において、これら二つのリアリティはけっして排他的・二者択一的にあるのではないと、彼らは述べている。労り、養育する間主観的関係のなかで人間が出会う現象が看護であるとすれば、これら二つのリアリティは「患者とともに行為し、患者とともに在る」看護師のなかで相補的に統合されていくのだという(58)。ロジャーズとは異なり、パターソンとズデラドの *Humanistic Nursing* においては、宇宙は看護師―患者間の間主観的超越的関係を構成する生きられた時間・空間として措定されている。二人が「コミュニティ」の定義をプラトンの『共和国』に依拠していることからもわかるように、彼らの宇宙はあくまで地上的であるといえるだろう。

この時点で看護科学者たちのあいだに現れてきつつあった注目すべき傾向は、看護現象を間主観的現象として見る態度である。看護現象は看護する者が主体として見る現象ではなく、看護する者と看護される者両者の主観が共有する、間主観的現象であると見る立場の出現である。パターソンとズデラドは、看護現象は「あいだ」で生起する看護過程であり、それは、看護する者と看護される者のあいだで相互に体験されるのだとして、次のように述べている。

…看護師は安楽を、他者、即ち慰められている患者を慰める体験、として記述するかもしれない。しかしながら、看護師と患者、両者が自分のなかで何かを体験しているのである。「あいだ」にある何か、つまり、「慰め―慰められる」過程にあるメッセージ、あるいは意味を体験しているのである。看護がもっているこの本質的な人間対人間の次元は、看護実践の技術的、手順的、相互作用的要素のなかにあって、しかも、それらを超えているのである(59)。

看護が記述する現象は、基本的に看護技術や手順、すなわち観察可能な事象に限られている。それらは測定し、計量することができるからである。しかし、看護の真髄をなすプレゼンス(「寄り添う看護」)のような間主観的体験は、記述されないまま失われてしまっていると、パターソンとズデラドは述べている(60)。看護は間主観的交流であるという彼らの立場からは、「患者の体験を、患者の観点から共同体験して」、患者を支えることが中心的実践方法になり、看護現象を「それが現実生活において生起するとおりに見つめる」(61)ことが看護科学の方法になるのである。

彼らは人間を「肉体をもった存在」として措定している。しかし、と彼らは言う。それは生物・社会的有機体として概念化された人間を意味するものではなく、むしろそれを超えるものである(62)。なぜならば、人間は彼自身の二つとない身体をとおして、人間と事物が構成する共同世界に投企されているからである。それによって人間は世界に働きかけ、かつ、世界が彼に働きかけるのである。また、そうすることをとおして、人間は彼自身の二つとない個人的世界を築いていくのである。だからこそ、病気になって、身体機能に変化が生じたとき、彼にとって、「世界」も「彼自身の世界」も変貌するのである。それゆえ看護師は、患者が自分の生きている世界をどのように体験しているかについて、熟慮してみる必要があるという。ここでもパターソンとズデラドは人間を単に生物・心理・社会的存在としてみることを拒否し、それ以上の存在だと考えている。実践主体としての看護師対実践対象(客体）としての患者という対立的視座から、間主観的・相互主観的な共同的視座への転換を示す彼らの言説は、消費者に眼差しを向け始めた七〇年代前半の『ナーシング・リサーチ』と『ナーシング・アウトルック』の編集者たちの眼差しと重なりあっている。事実、パターソンとズデラドは、「一緒にいることには、その全き意味において、全注意を患者に転じることが必要になる」(63)と、看護の眼差しの転換の必然性を認めている。

パターソンとズデラドが *Humanistic Nursing* を上梓したのは、先に述べたように、一九七六年である。そこから、論理実証主義の傘の下で看護現象を見つめることにたいする批判が、ためらいがちに漏れてきていたとしても、それが消費者運動の波を被ったからであるとは必ずしも言えないであろう。看護理論を構築したいという強い欲求は、一九五九年から一九六四年にかけて、パターソンが看護大学院の教師であった時期に芽生えているのであり、その後、一九六七年からその翌年へとつづく博士課程の学生時代の思索をとおして理論化されてきているからである(64)。とりわけ、パターソンがしばしば言及しているのがマルチン・ブーバー（Martin Buber）、ニーチェ（Nietzsche）、ヴィクトル・フランクル、プラトン（Plato）、カール・ポッパー（Karl R. Popper）、バートランド・ラッセル、ヘンリ・ベルグソン（Henri Bergson）、ド・シャルダンである(65)ことを考慮に入れると、二人が立っていた基盤は実証主義とともに拡がっていた人文主義の範疇にある思想であったと見るのが妥当であろう。人文主義は看護のお気に入りの思想である。重要なのは、*Humanistic Nursing* が一九七六年に上梓されたという点である。

パターソンとズデラドが *Humanistic Nursing* で提唱した看護科学の方法は、看護師と患者の間主観的関係に直接起源する知識の記述である。しかし、それは彼らが人間についての知識を蓄積していく科学的方法から、科学的客観的接近方法を排除することを望んでいたということを意味しているわけでは、けっしてない。疑いもなく、主体―客体関係において得られる人間についての知識というものがある、と彼らは認めている。つまり、主体―主体関係、すなわち間主観的関係において得られるのは、人間の固有な個別性に関する知識であり、臨床看護には主体―客体関係において得られる知識と、間主観的関係において得られる知識の双方が欠かせないと言うのである(66)。パターソンとズデラドの言説が示しているのは、看護科学における質的研究の登場は、けっして質的研究方法の登場によって、量的研究方法が駆逐されてしまうような、二者択一的選択を看護科学者に迫るものではないということである。主体―客体関係のなかで、量的研究方法によって因果論的知識を蓄積していくことのなかに、科学としてとるべき道を重ね合わせてきた看護科学に、もう一つの有力な選択肢が加わってきたということであろう。この傾向は、二年後の一九七八年、バーバラ・カーパーが "Fundamental Pattern of Knowing in Nursing" (「看護における知の基本パターン」) を発表したとき、いっそうはっきりとしてきた。

消費者運動のうねりのなかで

七〇年代をとおして、看護研究はさらに発展してきていた。一九六六年に配布が開始された『インターナショナル・ナーシング・インデックス』(*International Nursing Index*) はいっそう洗練され(67)、看護研究の成果はメドライン（MEDLINE）からいつでも検索できるようになった[68]。学位をもった看護師は少数民族《エスニックマイノリティ》グループのなかにも着実に増加し[69]、看護学の博士課程をもつ大学は一九七三年の七大学から、一九七八年には十九大学に増えていた[70]。そして、論文の筆頭研究者名のなかから社会学者や心理学者たちの名が次第に消えてゆき、代わって、看護科学者の名が増えてきていた。一九七三年に『ナーシング・リサーチ』に掲載された六十二編の論文の著者一〇八名のうち、六九・四パーセントにあたる七十五名が看護科学者であった[71]。一九七〇年に掲載された論文についてみても、その四分の一は実験研究であり、看護科学者が研究者として洗練されてきていることは明らかであった[72]。七〇年代の中頃、「研究はもはや看護師の語彙のなかで新語ではない」し、「エキスパート看護師だけが関わる領域でもなかった」[73]。医学研究や社会科学研究への追従的参加から脱皮するべき時がきていた[74]。

しかし、彼らには、まだ無いものがあった。「看護師が診断し、看護介入という手段によって治療する、健康上の問題や健康状態というものを分類する体系的、論理的、包括的なシステム」である。それを準備しない限り、教育にも、研究にも、困難が続いていくであろうし、また、看護ケアと研究の成果を看護職者集団のなかだけでなく、保健医療システム全体のなかで交換し合うことはできないであろう。看護が、現今の混乱した医療システムを生き抜いていくためには、「今すぐ、効果的に」それを整えなければならない[75]と、彼らは信じていた。

「看護診断」はこの時点で新たに造語された言葉ではない[76]。ヴェラ・フライ（Vera S. Fry）は一九五三年に、看護診断は患者が求めているニーズを決定することであると述べ、創造的な看護ケアは、患者を病気や傷害の種類によって認識するのではなく、一人の個人として、看護師の心と知性でもって理解するなかから生まれてくるのであり、看護診断とケアの方法のデザインが、そうした創造的な看護ケアを構成している[77]と強調している。ゲルトルート・ホーヌンク（Gertrude J. Hornung）も、一九五六年に、生産現場で真っ先に患者を看る産業看護師は、医師に報告するために、看護診断する必要があると述べている[78]。さらに、一九五九年にはドロシー・ジョンソンが、看護は専門職であり、同時に、そうであることにおいて社会サービスである以上、看護ケアを立案し、その結果を吟味するために、なぜ看護診断するのか、何を看護診断するのか、どのように看護診断するのかについて、もっと確信をもって考えなければならないと述べている[79]。しかし、看護科学者自身のなかに、看護診断という言葉を使うことにたいする躊躇《ためらい》があった。その理由は、おそらく、診断の上につく「医学」という形容詞にあるだろう[80]。診断といえば、それは医学診断であると思い込んできたようなふしがある。医療の内部でも、診断は医師だけが専権的に行う業務であると、医師たちが看護診断に疑義を呈していた。しかし、ソーシャル・ワーカーも診断するし、弁護士もクライアントが抱えている問題を診断する。問題は看護診断の定義が明晰でない点にあるのだと、ノリ・コモリタ（Nori I. Komorita）は六〇年代の早い時期に見てとっていた[81]。

改めて看護診断分類体系の整備が緊急課題として浮かび上がってきたとき、それは看護現象を同定し、看護科学固有の明晰判明な言語を開発する作業を意味していた。一九五二年に理論構築に着手して以来、この二十年間、看護科学者たちが科学へ、科学への大合唱のもとに、こぞって看護の知識の体系化を目指し、一心不乱に努力してきたことは、誰もが認めている[82]。しかし、この努力は看護固有の現象を同定し、それを記述するための明晰判明な言語と記述方法をもたないために、まだ実を結ぶところへまで至っていないのである。

きっかけは七〇年代の初めに、突然やってきた。患者の記録をコンピューターに入力して管理するシステムを開発する目的で開催された会議に出席しようとした二人の臨床看護師、クリスティーン・ゲビー（Kristine M. Gebbie）とマリー・ラビン（Mary A. Lavin）が、看護はまだ固有の言語システムをもっていないという理由で、参加を拒否されたのである。二人にとってこれは衝撃的な体験であった。実践現場で実際に扱っている多くの看護問題のうちの、どれをコンピューターに入力するべきか。現状ではそれもあやふやである。看護固有の問題を同定し、それを看護の言語で分類すること。それはゲビーとラビンにとって、自分が働いている病院の外来部門での看護師の役割をはっきりさせることと同様、重要な課題であるように思われた[83]。彼らは仲間を募って作業班を結成し、日常の看護実践で看護師が扱っている健康上の問題を掘り起こして整理し、それらを体系的に分類する作業にとりかかった。溜息、諍《いさか》い、失望が交差する困難な作業であった[84]が、一九七三年、セントルイス大学看護学部が主催した第一回全米看護診断分類会議として実を結んだ。

この頃、時代の気分は内向きであった。ここ数年、生活の質は低下してきていたし、人々は、若者も高齢者も、世界に背を向けているように思われた[85]。とはいえ、政治と社会に変化の兆しがないわけではなかった。いや、むしろ人間にたいする看護科学者の態度に、それが現れてきていた。彼らの視線が明らかに少数派《マイノリティ》、弱者、そして女性に注がれ始めていた。さらに、ヴェトナム戦争以後、看護の視界に入ってきていた少数派《マイノリティ》と弱者に加えて、消費者の声が大きくなってきていた。「どんなスピードでも危険」(86)であった自動車は、一九六五年に若い弁護士ラルフ・ネーダー（Ralph Nader）が自動車産業を告発して以来、シートベルトを装備することが義務づけられたし、一九七〇年には幹線道路交通安全局（National Highway Traffic Safety Administration）が設置された。自動車は「消費者の声に耳を傾け、注意深く組み立てられるようになってきたし、消費者は食肉製品の価格高騰に抗議して、一週間も不買で対抗する」(87)ようになってきていた。そして、消費者パワーは医療の世界でも大きくなってきていた。こうした変化は『ナーシング・アウトルック』の編集者の目に、次のように映っていた。

医療において消費者の声を代表するスポークスマンは、もはや体制側で権力を握っている人々ではなく、患者パワーの擁護者、貧困者や満足していない人々の擁護者である。…今や消費者のニーズ中心の時代がきている。消費者は官僚の形式主義を打破し、ヘルスケア・サービスにアクセスする道を探っている(88)。

消費者というのは、もはや、嘗てのように社会の指導者層の言いなりになる人々ではない。患者パワーと括って呼ばれるにしても、一人ひとり、普通の市民である。彼らは医療にたいして二つの要求をもっていた。病気の治療と、トータルな患者ケアである。「前者は医師の役割であるが、後者は、予防的ケアも含め、病気と上手くつき合い、最終的には健康を回復していくことであるから、看護の役割である」(89)。看護科学者たちは、消費者運動はそれまで受け身で、医療の従順な受け手でしかなかった人々を、医療の主人公へと転換させたのだ(90)と感じ始めていた。少なくとも彼らは、何を求めているかを明示し、要求し、そして指示する主体は、今や医師や看護師ではなく、患者なのだと認識し始めていた。そして、こうした認識が、彼らに、看護科学が今までひたすら歩み続けてきた道を真摯に振り返らせていた。『ナーシング・アウトルック』の編集者エディス・レウィス（Edith P. Lewis）は次のように述懐している。

その出発時点から、看護は常に「発展すること」を目指してきた…教育水準を上げ、実践領域を拡げ、サービスを改善してきた。むろん、こうしたことを自力でやり遂げる努力があったからこそ、高い評価の梯子を昇ってくることができたのである。われわれ自身が考えているように、看護は力をもった、独立可能な職業である。実践者自身とサービスを受ける人々のニーズに応じて成長し、変化していく職業である(91)。

それにもかかわらず、「今まで、われわれは自分を取り巻いている社会に目を向けてこなかった。消費者の声に耳を傾けてこなかった」(92)。この自覚は理性的な反省を超えた、もはや悔恨《かいこん》に近い感情であった。

消費者運動のうねりを体験したことは、彼らにとって極めて大きな意味をもっていたに違いない。常に主体と客体の関係において、自らを「見る人」「判断する人」「行う人」の位置におき、患者を「見られる人」「通知された検査結果と決定事項を受け入れる人」と位置づけてきた。今や患者が医療の主体の位置を占め始めているのである。主体はもはや一人だけではないのである。看護科学者は、互いに主体である者同士として、患者の声に耳を傾け、患者の内面深く入り込んで、患者が体験している世界の意味を理解しないかぎり、真理に近づくことはできないことに気づき始めたのである。臨床で、病人の状況は一人ひとり皆異なっていることを、彼らは体験的に熟知していた。人間をめぐる状況や真実は、一人ひとり、異なっている。見失いかけていたこの感覚を、彼らは再び取り戻し始めたのだといえる。好むと好まざるにかかわらず、看護はまだ独自の科学的基盤をもってはいない。せいぜいのところ、自立した専門職として認知されたいともがいている自称専門職業にすぎない。権威指向的な古い伝統と、他分野の科学への依存から脱皮しようとしている最中である(93)。しかし、看護の対象は病気ではなく、患者であるという観点だけはいつも守り続けてきた(94)。可能性と実態との間のこの乖離《かいり》は、今、看護が直面しているもう一つのアイデンティティ危機《クライシス》に他ならないのではないだろうか。しかも、第二次世界大戦後に経験したアイデンティティ危機《クライシス》が外発的危機であったとすれば、いま、ここで直面している動揺は「われわれ自身が招いたものではないだろうか?」(95)。彼らは自らにこう問いかけていた。

これは専門職としての看護のアイデンティティを確立しようとして、ひたすら科学であることを目指すなかで、抑圧し、どこかへ閉じ込めてしまっていた看護本来の眼差しの再発見であった。『ナーシング・アウトルック』の編集者レウィスは、今まで自らの眼差しが向いていた方向に疑いをもち始めた心情を、次のように吐露している。

専門職業としての自律性を目指すなかで…われわれは今までケアを必要としている人（Person）を、

二つの、並行して存在するニーズ、すなわち医学的ニーズと看護的ニーズとに分けて見てきたのではなかっただろうか。そうすることによって、われわれは非常にしばしば、その人を健康上の問題をもって、ケアをしてくれる人を必死の思いで求めている一人の人（person）として見ることができないできたのである(96)。

とはいえ、看護実践の質の改善を目指した臨床現場での理論の検証は、未解決のまま残されていた。データの収集は、相変わらず、他の分野で開発された質問紙や面接法に頼っていた(97)。しっかりした理論枠組みに基づいた研究と、看護ケアの効果を測定する道具の開発を急がなければならない。一九七四年に『ナーシング・リサーチ』に掲載された論文の半数近くを臨床研究が占めていたことは、「劇的変化」(98)であったとしても、看護科学者たちにとって、臨床研究の困難さが解消したわけではなかった。看護研究の対象が生身の人間であり、そのうえ、患者が医師の権限下におかれている以上、「彼の患者たちに接近する」ことには限界があった(99)。

この時期、看護科学者たちは研究を真に科学的レベルへ引き上げることを目指して、臨床研究、しかも、臨床実験を行うことを望んでいた。コントロールされた条件下で行われる実験が、彼らの目指す科学的研究のレベルであった。六〇年代後半以来うち続いてきた政治社会的変革の激烈きわまりない状況が、看護科学者の目を社会の周辺に生きている少数派《マイノリティ》グループに向けさせ、消費者運動のうねりが、今や患者が医療の主体の位置を占め始めており、看護科学者は互いに主体である者同士として、患者の内面深く入り込んで、患者が体験している世界の意味を理解しないかぎり、真理に近づくことはできないことに気づかせ始めていたとはいえ、彼らが看護科学の理想的モデルとしていたのは、厳密な実証主義的科学の方法であった。理論を構築して、それを検証し、普遍的真理を発見することができるようになること、依然として、それが彼らの到達目標であった。それ故、観察から生まれてきた仮説や、生物科学から引き出された理論や原理に基づいた仮説を検証するために、看護実践の場で行う研究で、対照群を用いることができなければならない。『ナーシング・アウトルック』の編集者レウィスは、「科学の主要な仕事は、世界についての真理を発見することである」と述べたうえで、科学的理論は経験的根拠にその存在のすべてがかかっていると主張している、指導的立場にある看護理論家エイダ・ジェイコックス（Ada Jacox）の言説を引用しながら、次のように述べている。

実践がそれに基づいて行われている科学的知識は、テストし、検証して、可能的には一般化される必要があろう。こうした知識を開発するために、研究者のなかにはコントロールされた状況をつくり出して、限定された条件下で、ある一つの変数、あるいは他の変数が与える影響を決定する者もいる。また、現実の状況を観察して得たデータを記述・解釈して、結論を引き出す方法を選択する者もいる…科学的知識は経験的根拠に全面的に依拠しているのである(100)。

こうした言説の裏には、今まで、対照群をおかない観察にばかり頼ってきた、という反省がある(101)。編集者のエリザベス・カーネギー（M. Elizabeth Carnegie）は『ナーシング・リサーチ』の一九七五年度の成果として、年間五十四編の論文が掲載され、そのうちの二十六編は記述的研究であり、十九編は実験研究であったと報告している。実験研究の七パーセント増は、前年までの傾向と比べて、（一）

看護研究者自身の手による研究の着実な増加、（二）多様な学際領域からの非看護系研究者の増加、（三）臨床研究に関連した論文の増加、（四）実験的方法を用いた研究の増加、（五）歴史研究への関心の拡がり、の諸点にみられる変化の一つである。一九六〇年に『ナーシング・リサーチ』に掲載された年間研究論文数は二十七編であったが、一九六九年には七十二編に増加している。だが、この増加を手放しで評価してばかりもいられない。これら七十二編の研究論文のうち、看護実践に関連した臨床問題を扱った研究論文は「たった十九編」にすぎず、レベルの高い研究、とりわけ臨床研究は明らかに低迷している。その原因は適切な測定尺度の決定的不足、看護に関連したモデルや理論開発の遅滞、そして、サンプルや動物実験室を利用できる設備の不備にあると思われた[102]。

看護科学者たちにとって臨床研究を行うことが極めて困難であるという状況は、その後、八〇年代前半になって、ようやく「看護研究の世界が確立されてきた」と実感されるようになってからも続いていた[103]。『ナーシング・リサーチ』への投稿論文が年間四〇〇編を超え、そのなかには既に研究論文を発表したことのあるリピーターからの論文が多く含まれるようになってきていた時点においてさえ、臨床研究だけはほとんど禁じられた状況に近いという嘆息が漏れている。臨床研究は、なんといっても、患者という人間が対象であり、万一良い条件に恵まれて接近しようとしても、患者は「医師の権限下にある」ために、看護研究者はせいぜい医師の共同研究者として、データの収集や分析を担当するしかない[104]のが実状であった。

続けられる看護理論の構築

七〇年代の前半、ロジャーズの「生命過程理論」以後も看護理論の構築は続いていた。一九七一年、ドロセア・オレムが *Nursing : Concepts of Practice*（『オレム看護論―看護実践における基本概念』）を上梓して、「セルフケア不足理論」を提唱していた。オレムは「セルフケア不足理論」を、看護について記述・説明する知識に構造を与えるために、一九五八年以来暖めてきていた(105)一般理論である(106)と位置づけている。そして、人間（persons）を、自分自身と、自分を頼りにしている人のケアをするために、行動を起こしていく特別の能力をもった意図的行為者であると措定している。自分自身をケアする能力、すなわちセルフケア能力は年齢、発達段階、生活経験、社会文化的位置づけ、健康、そして利用可能な資源によって条件づけられてくるとはいえ、基本的には成熟しつつある人々、あるいは成熟した人々が、自分の生命、健康、安寧を維持するために起動する機能である(107)。そうしたセルフケア能力に健康上の原因によって不足が生じたとき、看護師として教育され、セルフケア能力の開発や調整をするための援助を提供する資格を与えられているエイジェンシーとして、看護師が診断・処方・調整を含んだ意図的行為に入っていくのが、看護システムである。

同じ年、*Toward a Theory for Nursing : General Concepts of Human Behavior*（『看護の理論化―人間行動の普遍的概念』）を上梓したイモジーン・キング（Imogine M. King）は、過去二十年間に、看護科学のなかには豊かな思想が既に蓄積されてきているとみていた。例えば、ロジャーズは一九六四年に基礎研究の重要性を呼びかけていた。また、一九七〇年にロジャーズが提示した宇宙と人間との関係は、人間を生命過程の軸にそって力動的な有機体として見るうえで、一つの根本的原理を提示しているし、ペプローが「人間と人間の関係」という概念で記述した人間の生命と健康との関係は、その例が看護のさまざまな場で、直接的観察をとおして収集されてきている。オーランドの理論のなかに示された、看護師が熟慮した看護過程をとおして、患者が抱えている問題を分析し、同定していく方法は、専門職としての看護の機能、過程、そして原理を提示している。また、ドロシー・ジョンソンは「行動システム理論」で平衡とストレスという概念を用いて、看護ケアの基本的な焦点はその時・その場の状況であり、人間の普遍的なニーズであることを明らかにしている[108]。その他にもまだあるが、こうした諸理論は体系化されることによって、開発に着手されてからまだ日が浅く、概念枠組みを用いて行われた研究の数が限られている状況のなかで、看護実践の本質を明らかにしようとする看護研究に、効果的な概念枠組みを提供するはずである[109]。知識の理論的体系は高等教育機関で看護を教授・学習するためにも必要であるし、技術教育のレベルでも必要とされている。十年後の一九八一年、キングは改めて *A Theory for Nursing : Systems, Concepts, Process* を上梓し、「目標達成理論」を提示している。しかし、すくなくとも一九七一年の時点でのキングの目的は、蓄積されてきた看護の知識を統合して、看護の一般理論を構築することにあった[110]といえるだろう。

キングは、看護理論が基本的に扱うのは人間とその世界であるという立場に立って、看護ケアの到達目標は、個人と集団が健康や病気に上手く対処し、健康状態の変化に適応していく方法を決定していくことだと述べている[111]。キングが措定している人間は、知覚や期待、特定の時点で生じるニーズをとおして、人や事物に反応する存在である。また、人間は過去の経験に根ざした現在に在り、現在への覚醒が未来を方向づけるという点において、時間によって方向づけられた存在であると同時に、社会的存在である(112)。このような人間というものは、「自分の生活と健康に影響を与える知覚という点からみると、人間対人間の関係をとおして社会システムのなかで機能する」(斜体は原文)(113)のである。キングはペプローやオーランドなど既存の看護理論のみならず、社会心理学、交流心理学、プラグマティズムの教育学、時間論など、科学のさまざまな分野から研究成果を借用して、システム、時間・空間、相互行為を規定し、個人・集団・社会の三つのシステムから成る力動的相互行為システムをモデル化している。それは人間対人間の関係をとおして看護師が機能していくシステムの範囲を、組織的全体的に示したものである。

一九七六年、シスター・カリスタ・ロイが *Introduction to Nursing : An Adaptation Model*(『ロイ適応理論』)を上梓している。ロイは看護を実践科学と規定したうえで、「看護の焦点は人であり、病気であろうと健康であろうと、彼らがどのようにして良い状態を維持し、高い水準で機能していくかという点にある」(114)と述べている。ロイは看護理論家のなかでは飛び抜けて若い一人であった。一八九七年に生まれ、一九二〇年代にはすでに看護の基礎教育と大学院教育を終えて、看護教育の仕事に携わっていたヘンダーソンや、一九〇九年に生まれ一九三一年には卒業、看護師として実務に就いていたペプローなどは別格としても、他の殆どの看護理論家たちは、第二次世界大戦中、あるいはその前後の時期を、大学の若い教員、臨床看護師、あるいは大学院生として過ごしてきている。しかし、一九三九年生まれのロイが看護の基礎教育を受けたのは、一九六〇年前後であった。ロイには看護科学の発展には理論構築が不可欠だという強い信念があった。彼女は一九七〇年に論文を書いて、適応理論の最初のモデルを発表している(115)。その冒頭で、「医学が疾病の予防と治療に目覚ましい貢献をしてきたように、看護も保健医療分野において固有の実践分野を同定できる必要がある」(傍点は著者)[116]と述べている。科学のどの分野においても、知識体系と科学的基盤は理論的概念枠組みから発展してきたのであるが、看護科学では、看護理論家たちが理論枠組みの開発に努力してきたにもかかわらず、「現時点では、共通する概念枠組みとしての究極的な形は、明瞭ではない」[117]というのが、彼女の認識であった。一九七〇年の論文で「環境と絶え間なく相互作用しあっている生物心理社会的存在」として、Man と表現されている人間は、彼女自身が「ロイ適応理論」と呼んでいる一九七六年の *Introduction to Nursing : An Adaptation Model* では Person と言い換えられ、一つの適応システムであるものとして表象されている。一つの適応システムである人間は、調節器サブシステムと認知器サブシステムからなる内部過程をもっており、それによって自己の目標維持に向けて行動するのである。人間を単に生物学的有機体としてではなく、ホリスティックな適応システムと見るロイの適応理論において、適応の概念を基底で支えているのは、生理学者であり心理学者でもあるハリー・ヘルソンの仕事である[118]。

五〇年代の初頭から構築されてきた理論は、この二十年間に疑いもなく多数にのぼっていた。確かに、キングやロイが主張するように、それらは共通する概念枠組みとして、一般看護理論のもとに統一されなければならない時期がきているのかもしれなかった。しかし、これらの理論には、人間を心身に二分することのできない全体的存在として見る立場が通底しているとはいえ、それぞれ異なる特質に注目して人間を表象し、それを前提にして看護の本質と機能が記述されていた。一体どのような土俵の上で、何を軸に、共通する概念枠組みとしての一般理論をまとめ上げることができるだろう？

それぞれ立脚する観点の異なる理論を一つにまとめ上げることは、科学として妥当なことであろうか？　とはいえ、ロジャーズの「生命過程理論」で提示されたユニタリー・ヒューマン・ビーイングは、一つの軸になり得るかもしれない。ロジャーズは、ユニタリー・ヒューマン・ビーイングは環境との相互作用のもとにある開放系であり、その全体性は四次元においてパターンとオーガニゼーションによって同定されると主張していた。それは、人間一人ひとりの差異は、生命過程の連続性とパターンのなかに同定されることを意味しているわけであるから、ユニタリー・ヒューマン・ビーイングが表しているパターンに基づいて収集されたデータを整理・分析すれば、看護診断が可能になるのではないか？　実際、看護診断分類の体系化へ向けて作業が開始されていたとはいえ、看護診断名を類別するための概念枠組みが整っていたわけではなかった。看護上の問題を生理的、認知的、情動的、社会的側面から分類しようとするグループは、作業を帰納的に進めるほうが適切だと考えていたし、作業を演繹的に進めるほうが望ましいと考えているグループは、マズローの基本的ニーズのヒエラルキーモデルやアブデラらの理論を、使用可能な枠組みとして推奨していた(119)。だが、学術用語は一貫性のある原理原則の上に立って整理されてこそ、分類体系として用を為すのであるから、まず、看護現象を命名し整理するための原則が立てられなければならない。「ロイ適応理論」を上梓した年、ロイは全米看護診断分類会議に、看護診断分類システムのための原則を立てることを提案している。ロイの提案は承認され、看護診断に関する作業班として、二十二名の看護理論家に招聘状が送られた。十四名が実際に作業に携わり、翌一九七七年、第五回全米看護診断分類会議とその後の会議において、ユニタリー・ヒューマン・ビーイングが看護診断の概念枠組みとして承認された(120)。看護理論家たちが同定した人間のエネルギーの場を表す九つのパターンは、看護診断の九つのカテゴリー、すなわち、交換・伝達・関係・価値・選択・運動・知覚・理解・感情として、全米看護診断分類会議で採択された。

研究の自然史的段階と演繹的理論構成の段階のはざまで

これは、既存の看護理論を一般理論に統一するための一つの方法ではあった。だが、看護実践を支える知識全体についてみると、依然として問題が残されていた。経験論だけが、看護実践を支える知識体系を構成するのであろうか？　看護師が患者との間に形成する人間対人間の関係をとおして、その時・その場で患者を観察し、患者が援助を必要としているニーズを判断し、ケアの方法をデザインすることができるのは、看護の知識がそこに働いているからではないであろうか？　経験や勘やコツは看護の知識とは言えないのであろうか？　看護が人間対人間の関係において成り立つ以上、実践者としての看護師は「自己を知る」必要があるのではないだろうか？　そして、不確かさと曖昧さが支配しているその時・その場で、人間の行動を予測するのは難しい。ケアの方向を最終的に決定するのは道徳律である。「看護師の倫理的判断を導いているのは、基本的には、人々にたいするサービスと人間の生命にたいする尊敬の念という概念のなかに具現された、道徳的義務の原理である」(121)以上、哲学的立場の差異と、何が善きことか、何が正しいことか、何が望ましいことかについて判断し、道徳的義務の原理にたいするさまざまな指向を理解する知識が、必須ではないだろうか？

一九七八年、バーバラ・カーパーが "Fundamental Patterns of Knowing in Nursing" で、こうした疑問に一つの答を与えていた。カーパーから見ると、看護科学は、今、せいぜいのところ、現象を直接的観察か調査によって記述分類する「研究の自然史的段階」と、「演繹的理論構成の段階」とが交錯する段階にある(122)。キングが言うところの科学的パラダイムが形成されているとは、およそ言い難い。理論も前パラダイム形成状態にある。とはいえ、理論のなかには、健康を単に病気のない状態としてではなく、健康と病気を生命過程に関連づけて記述する、新しい観点も現れてきている。これは看護科学における「発見」と位置づけてもよいであろう(123)。健康をこうした新しい軸上に位置づけるような「発見」が、健康状態を向上させ、その変化を予防できる原因因子の同定と分類に繋がる研究を導いていくはずである(124)。

看護科学の現状をこのように分析したカーパーの視点は、他の看護科学者たちのそれとさして変わらない。看護科学者たちの間に漂っていた空気を、彼女も読み取っていたといえる。しかし、カーパーの視線が確実に捉えていたのは、看護実践の基盤となる知識体系の全体であった。看護実践の基盤となる知識体系を構成するのは、経験論的認識論だけではない。看護の知識の地平と看護現象について思量する方法を表すパターン、形式、そして構造があるはずである(125)。カーパーは看護科学としての「経験論」に加え、既存の看護文献のなかから看護のアートとしての「美学」、看護における「個人的知識の構成要素」、看護におけるモラルの構成要素としての「倫理学」を同定し、これら四つを看護における知識の基本的パターンとして位置づけている。ナイチンゲールが看護はアートであり、同時に科学であると言明して以来(126)、これが看護の共通命題として通ってきた。しかし、専門職としての看護に科学的基盤を与えようと努力してきたなかで、看護科学者たちの看護の知識への関心は、いつの間にか経験論的認識論中心へと傾いてきている。カーパーの仕事は看護に関する未解決の問題や、新たに出現してきている問題を、全方位的角度から照射しなおす契機になるはずである。

カーパーの看護における知識の基本パターンの提示が、七〇年代後半の時点で看護科学が到達していた位置を示しているとすれば、そこへ至るまでの十年間の作業の方向に少なからぬ影響を与えたものとして、一九六八年にジェームズ・ディッコフ、パトリシア・ジェームズ、アーネスティン・ヴィーデンバックらが提示した実践理論開発のための、理論の四つの水準がある[127]。自然科学の「真性」理論は、厳密に予測を可能にする因果関係についての法則を体系化したものだけが、そう呼ばれるのだが、看護科学のような応用科学では、予測には繋がらないにしても、現象の分類や重要な意義のある要素に命名するといった体系化を可能にしてくれるならば、たとえ単純な概念枠組みであったとしても、それを理論と呼ぶべきだとしたうえで、彼らは、（一）要素分離理論、（二）要素関連理論、（三）状況関連理論、（三のA）予測理論、（三のB）促進、または抑制理論、（四）状況生成（産出）理論（規定理論）を、看護科学が今後、段階的に理論を開発していくべき方向だと示唆している。彼らのこの提案は、看護理論が他分野から借用した理論やモデルから演繹的に構築されるのではなく、看護現象を自らの目で直接観察し、そこに隠されている重要な要素を探り当て、それらに命名し、分類する過程をとおして、帰納的に進められてゆくべき作業であることを示していたといえる。

翌一九七九年、ジーン・ワトソン（Jean Watson）が *Nursing : The Philosophy and Science of Caring* を上梓している。ワトソンの目的は科学的理論の構築というよりも、人間（person）をケアする職業の哲学的根拠を掘り起こす点にあった[128]。

七〇年代後半—女性科学者であることについて

看護が独立した一つの科学として発展していくうえで、看護科学者たちが乗り越えなければならない問題は、科学の方法のほかにもあった。一九七三年、ニクソン政権は一九七四会計年度の看護研究と研究者養成のための予算を、突然、大幅に削減した。一九四一年に連邦議会が看護師訓練法を通過させて以来、看護教育に当てられる予算は年ごとに増額されてきたのである。一九六四年、ジョンソン大統領は、一九七〇年までに社会は八十五万人の看護師を必要としているが、これは現状の看護師数よりも三十万人多い数であり、毎年三万人しか卒業生を送り出していない現状では、国民の健康水準は維持できない[129]という見解を示していた。一九六四年の看護師訓練法によって、看護師養成に関する国家評議会（National Advisory Council）が新たに設けられ、看護教育にたいする包括的援助のプログラムが動き始めていた。そして、連邦政府の看護教育にたいする予算は、一九七三年にはそれまでの最高額に達していた。しかし、それが一九七四会計年度で、突然、大幅に—殆ど一九四五年と変わらない水準にまで—削減されたのである[130]。ニクソン大統領は、就任以来、急速に進行するインフレや国家の負債増大などの経済的不安要因に、ニクソノミクスと呼ばれる経済政策で対処してきた。均衡のとれた経済成長を実現するためには、自助を促して民間の創意と活力を掘り起こし、地方分権的方向へと切り替える必要がある。財政支出の縮小を狙う連邦政府の方針にそって、多くの社会福祉政策が縮小されてきていた。しかし、それでもインフレとスタグフレーションが同時に進行していた。物価は上昇し、失業率は高まっていた。そして、国際収支の赤字幅は拡大していた。突然の、しかも大幅な看護教育援助額の削減は、一九七四年予算改革法（Budget Reform Act）による支出規制の余波を受けたのであって[131]、けっして看護だけがねらい打ちされたのではないにしても、「看護研究に本物の進歩が見え始めた丁度そのときに」[132]連邦政府の援助が大幅に削減されることは、大きな痛手であった。看護科学者たちには、五〇年代半ば以来、科学的研究を進め、看護研究学会の開催などをとおして研究の成果を広報していくために、連邦政府と各州政府が、経済的にもその他の面でも、中心的な役割を担ってきたことを充分認識していたし、それにたいして深い敬意を表してもいた[133]。看護研究者の育成についてみると、一九五五年に「特別看護フェローシップ」（Special Nursing Fellowship）プログラムが開始されて以来、その支援をうけて、今日までに五五〇名の看護研究者が既に育ってきていたし、さらに三九〇名が学位取得の要件を満たしているのである。看護教育にたいする連邦政府の援助額の削減が、看護科学者たちに与えた衝撃と失望の大きさを、『ナーシング・リサーチ』の編集者ルーシル・ノッター（Lucille E. Notter）は次のように述べている。

おそらく、連邦政府が国立保健研究所健康人材教育局の看護部局（Division of Nursing of the Bureau of Health Manpower Education, National Institute of Health）をとおして、ここ十五～二十年にわたって交付してきた援助ほど、この国の看護研究の発展にとって力強いものは、他にないであろう。研究のこの重大時点にさしかかって、看護部局をとおして唐突に、しかも全面的に看護研究への連邦政府の援助が打ち切られるとなると、直ちに、そして長期的にみても、看護研究の先行きに影響を与えないではおかないだろう[134]。

この危機を、大学内外の非政府系組織から受ける支援を倍増させる方途を探ることによって、乗り越えたとはいえ、看護科学者たちは、社会に漂っている反科学の空気が、自分たちをもすっぽりと覆っているのだと感じていた[135]。

看護科学者たちに閉塞感と焦燥感を覚えさせていたのは、社会に漂っている反科学の空気だけではなかった。看護師が、女性であるがゆえに医療システムのなかで経験する、差別と抑圧の構図があった。看護の側からみれば、医療現場は圧倒的多数の女性看護師によって構成されているにもかかわらず、依然として家父長制[136]社会そのものであった。そのなかで、「多くの看護師たちは、社会の伝統的な価値観が規定している、受け身で、従順で、貞淑な妻―母親という女性役割に自分を重ね合わせ、女性としての自分の価値を低く見積もっている」[137]のが現状である。看護師としてではなく、看護ケアの受け手の側に立って考えてみれば、家父長制社会としての医療システムのなかで女性がおかれている状況に潜む問題が、いっそう鮮明に浮かび上がってくる。一九七六年の『ナーシング・アウトルック』でジーン・フォンセカ（Jeanne D. Fonseca）が署名した巻頭言には、長年、男性である医師の「指示」のもとに「使われてきた」看護職者集団の怒りの心情が、抑制をきかせて、控えめに吐露されている。フォンセカが「一つの性差別」の端的な例としてあげているのが、産科ケアである。入院患者と外来患者で混み合っている、「みすぼらしい病院の産科部門での、非人間的で機械的なケアは、妊婦を医学の専門性という観点からのみ見て、伝統的な疾病指向的態度で治療する男性産科医の管理下にある」ことを示している。そして、混雑とみすぼらしさという点では、病院の他の部門も似たり寄ったりであるにしても、こうした光景、騒音、褥室特有の臭いが妊婦や産婦に与える影響ということを考えれば、それに無関心でいることは、管理者の価値観の現れであり、「これはひとつの性差別」ではないだろうか？(138)　医療社会では、「女性は人間としても、その権利においても、第二級の市民でしかないのである」(139)。

看護科学者が席をおくアカデミズムの世界も男性優位社会であり、学術としての看護の地位が曖昧で不安定であることに変わりはない。総合大学のなかでは、「看護学部は第二級の市民なのである。看護学部の予算は真っ先に削られ、看護学部の教員の昇任人事は、一番最後へまわされる」のである。蔵書も教員の研究費も、例外ではない(140)。そのうえ、看護学部には看護師の養成という大きな目的がある。専門職者としての看護師を養成するカリキュラムでは、技術教育が大きな比重を占めている。しかし、大学は本来新しい知識を創造していく世界である。だから、

> 大学の価値観からみれば、技術能力の開発よりも…知識の創造のほうが高く評価されるのである(141)。

アカデミズムの社会で、看護ケアの技術を伝承し、看護実践の専門家を養成することと、科学者として新しい知識を開発していくこと、この二つの義務をどのようにこなしていけばいいのか？　だが、理不尽な扱いにたいして声をあげることは、到底できそうにもない。「全体と和して、組織に波風を立

てないようにという圧力」が、上からかかってくることは、目に見えている。アカデミズムの世界で看護科学者がおかれている困難な状況を、『ナーシング・アウトルック』の編集者レウィスは次のように嘆息している。

> 依然としてわれわれの職業に向けられている、そして、時にはわれわれの職業そのものの内にある権威と服従の、軍隊的で反フェミニズム的勢力を根絶することは、まことに、悪魔を追い払うように難しい[142]。

一九六三年にベティ・フリーダン（Betty Friedan）が *The Feminine Mystique*（『新しい女性の創造』）を出版して、女性の解放と男女平等の必要性を訴えて以来、一九七〇年までに、フェミニズムは強力で広汎な政治社会的影響力をもってきていた[143]。一九六六年には、フリーダンを初代会長に選んで、全国女性組織（NOW：National Organization for Women）が結成されていた。そして、一九七一年十月、憲法による男女平等の実現を目指した平等権修正条項（ERA：Equal Rights Amendment）が、上院と下院を通過していた[144]。一九二三年に最初に連邦議会にかけられてから、ほぼ半世紀が経過していた[145]。ERAは、「法の下における権利の平等は、合衆国およびそのいかなる州においても、性によって否定されたり、制限されてはならない。」と規定していた。さらに、一九七三年一月、合衆国最高裁判所は、ロー対ウェイド事件の判決で、妊娠中絶を選択する女性の権利を認める判決を下していた[146]。

ERAも妊娠中絶を選択する女性の権利も、全米の世論が一致してそれを支持していたわけではない。だが、性差別が時代の意思でないことは、もはや明白であった。アメリカ社会全体が、女性の社会進出を促す方向へと向かっていた。『ナーシング・アウトルック』の編集者が、自分たちが看護職である以前に、女性として、人間として得るべき自明の権利さえ認められていない、第二級の市民の地位にとどめおかれていること、そして、女性解放問題と医療システムにおける看護職の立場には、共に少数派《マイノリティ》として通底する問題があることを指摘したとき、第二波フェミニズム(147)はすでにその第二段階に入っていた。フリーダンの言葉を借りて言えば、「性別による従来の役割差別打破の革命——女性に平等の権利を勝ち取ろうとする運動…」の第一段階は終わり、その第二段階、「結婚と離婚の制度を根本的に改変すべき段階」(148)に入ろうとしていたのである。

看護はもともと自己決定と自己統御を原理としており、ヘルスケア分野で重要な力を発揮するべき専門職業である。しかし、医療システムのなかで、専門職者としての意識をもって、組織の意思決定に関わっている看護師は、極めて少数にすぎないのが現状である(149)。医療システムのなかで、看護職を従属的立場においてきた原因の一部は、看護師自身の女性としての自己評価の低さにあるとみる看護科学者もいた。女性を、受け身で、従順で、服従的な伝統的妻—母親役割のなかに閉じ込めてきた文化のなかで、そうした価値観を甘受し、「女の世界」を築いて、そのなかで権威を敬い、毎日の仕事を直観的に繰り返してきた看護師自身にその責任があるだろう(150)と、ジーン・ベノリエル（Jeanne Q. Benoliel）は述べている。しかし、それ以上に看護師の職業的社会化過程に、その原因の根を見る立場もある。歴史的に見て、看護は専門職業としてではなく、技能職か天職とみなされてきた。「歴史の、まだ記録に留められていない時から、看護は患者のニーズを充たすという…使命感に深く根ざした仕事」[151]だったのである。こうした観点が職業的社会化過程をとおして、何世代もの看護師に刷り込まれてくると、結局、看護の専門家として同定された自覚的な役割モデルは育たず、看護師として職についた時点から、看護を、単に「知識と技術を寄せ集めた」だけの行為と思い込んでしまうことになるのかもしれない[152]のだとレヴィスは述べている。

第二級の市民の地位におかれて苦しんでいる専門職は、他にもある。ソーシャル・ワーカーと栄養士である。看護師、ソーシャル・ワーカー、栄養士には共通点がある。これらの専門職業はいずれも人間の基本的ニーズに直結しており、医学と境界を接したところで仕事をし、そして女性の職業である。看護師は単に「薬を配って歩く人」だとは見られたくないのである。ソーシャル・ワーカーは単に「慈善を施す人」だとは見られたくないのである。栄養士は単に「配膳をする人」だとは見られたくないのである[153]。

こうした自覚に至る過程の背景について、編集者たちが多くを述べているわけではない。六〇年代から七〇年代にわたる政治社会的変革の激烈さからみれば、巻頭言に表れた女性科学者についての彼らの言説と態度は、むしろ控えめなものと言うべきかもしれない。しかし、この時点で、看護科学者たちは、「女性運動が、男性優位のヘルスケアシステムにおいて、看護には政治力と地位が欠けていたことを、自分たちにしっかりと悟らせた」と認識していたといえるだろう。『ナーシング・アウトルック』の編集者フォンセカは、「女性であること」と題した巻頭言で、

多分、今、看護師たちは自分たちがもっている創造性や潜在的能力にある女らしさを受け容れるだ

けでなく、女性としての自分らしさを受け容れるべき時がきているのであろう(154)。

と述べている。

旧い価値観を捨て、新しい価値観を取り入れる時がきているようだ。新しいタイプの若者たちが登場し始めている。彼らは親の世代よりも良い教育を受け、自分のやりたい仕事をやるために一つの職場に固執したりはしないし、自分が見たこと経験したことですぐにやる気を失う。が、しかし、自分のペースで自分の能力を開発し、自分のペースでキャリアを追求していくことを熱望している「新しい人種」なのである(155)。政治の風向きにも微かな変化が感じられる。どうやら「リベラル」から「伝統への回帰」へと変わりつつあるようだ。ヘルスケアの問題は「以前にも増して政治、社会、経済の流れと密接に関連している」(156)。そして、消費者は終末期医療やホームケアの質を、今までの没人間的な治療から、もっと人間的で心地よいケアへ改善するよう強く求めている(157)。看護師が患者の側にプレゼンスする（寄り添う）ということ。これは看護の基本のあり様である。しかし「科学的客観性を重視する今日の風潮」のなかで、「われわれは殆どそれと気づかないで、何でもかでも測定できる用語に還元するよう駆り立てられ…看護のなかに存在する、目に見えないものの質の価値を貶めてきたのかもしれない」(158)という反省が、看護科学者のあいだに生まれてきていた。患者のニーズが拡がり、多様化してきているのである(159)。質・量ともに健康にたいする社会のニーズを見極めて、看護が担うべき責任の範囲を確認していく必要がある(160)だろう。自分を信じて、自己主張すること。こうして、アサーティブネスが急速に看護のキャッチワードになりつつあった(161)。

われわれは自分の研究の目標を自分で決定できる

一九七八年、博士号をもった看護師は一八〇〇人に達していた。一九七三年に九六四人であったことを思えば、この五年間で倍増したことになる。一八〇〇人のなかには、アフリカ系アメリカ人、アメリカ・インディアン、スペイン系アメリカ人、アジア系アメリカ人など、少数民族《エスニックマイノリティ》に属する者が一〇〇人含まれていた(162)。最近の研究のなかに実験研究と歴史研究が増加してきていたし、研究と実践を繋ごうとする研究も現れ始めていた(163)。新たに学位を取得した看護科学者たちが、こうした研究の増加を支えていることは明らかであった。看護科学者たちは、長い間、他の分野の研究者たちが定めた研究目標と研究方法に従って研究してきた。しかし、今、

われわれは自分の研究の目標は自分で決定できるという、爽快な気分に引き立てられているのである(164)。

と、『ナーシング・アウトルック』の編集者レウィスは、看護研究者たちが研究者としてようやく自立してきた喜びを語っている。

とはいえ、研究の増加はけっして手放しで喜べることではなかった。殆どの研究はその結果がまだ検証されていなかったし、研究としてもっと洗練される必要があった(165)。次々に発表される研究成果は、いわば「情報爆発」のようなものであり、看護現象に関連したパターンのもとに、一貫した視点から批判的に分析し、統合される必要があった。さもなければ、こうした研究はただの情報片として

積み上げられたまま放置され、やがて人手の入っていない、鬱蒼としたジャングルのようになってしまいかねない(166)だろう。

第三章　崖っぷちに立つグランド理論──一九八〇～一九八九

グランド理論への懐疑

一九八〇年代の初頭、看護科学者たちの多くは「この三十年間に、看護はめざましく成長してきた。」[1]という実感を抱いていた。看護理論の本質を強調する言説や、研究の重要性にたいする共通認識の拡がりが、看護界に醸成されてきた知的成果の大きさを示していた。看護研究と看護教育にたいする連邦政府の支援は、ニクソン政権以後、次第に縮小されてきていた。とはいえ、過去二十五年間にわたる連邦政府の大きな支援があったればこそ、高等教育機関での看護教育が看護科学の発展につながり、その成果がここまで結実してきたのだということは、言うまでもないことであった[2]。たとえ、看護教育と研究にたいして投じられてきた連邦政府の援助が、国家の必要に迫られて進められた巨大プロジェクトの一環に過ぎなかったとしても、である[3]。一九八〇年、アメリカ看護協会は『社会政策声明書』(*Nursing : A Social Policy Statement*) で看護を次のように定義している。

看護とは、実際に現れている、あるいは現れる可能性のある健康上の問題にたいする人間の反応を診断し、治療することである[4]。

この定義には、ナイチンゲール以来看護の歴史のなかで確認されてきた方向性と、看護を特徴づける四つの局面、すなわち、現象、理論の適用、看護行為、看護行為が生み出す成果についての評価が明示されていた(5)。今まで構築されてきた看護理論の影響がここにも及んでいた。

看護研究専門学術雑誌として出発した『ナーシング・リサーチ』も、今では「刊行物として、やっと経済的に安定し、しっかりした基盤の上に立って」いた(6)。こうした状況は、『ナーシング・リサーチ』もアクティブな研究専門誌として、広域サンプルからデータを収集する必要のある研究とその研究者を、データ・ソースに結びつける手伝いができるはずだという自信を生み出していた。彼らの眼中には少数派《マイノリティ》グループと弱者があった。一九八〇年前後、彼らは従来の父権的医療システムに満足しない消費者（患者）が出現してきていることを敏感に察知していた。同時に、保健医療にたいする国民のニーズが、与えられる医療から自己決定と自己責任の保健医療へ、専門家主導から消費者主導へと転換しつつあることを、鋭く感知していた。一九八〇年、『ナーシング・アウトルック』の編集者フォンセカは次のように述べている。

> セルフケア教育における真の差異は、セルフケア教育の到達目標が、専門家がこうしたことが必要であろうと考えているニーズに同意するかどうかは別として、学習者自身が感じ取っているニーズと選択の上におかれているのだということである(7)。

彼らの目に映っているのは、一九八一年に大統領に就任したロナルド・W・レーガン（Ronald W.

Regan）が打ち出した「小さい政府」の経済効果重視政策によって、少数派《マイノリティ》と弱者が痛めつけられ、若者、高齢者、病人、持たざる者が、持てる者の犠牲になっていく姿である。レーガン大統領は、その年の二月、議会に何十億ドルという規模の財政支出削減を要請していた。都市部への援助、国民医療保障制度、低所得者医療補助制度、食料配給券、貧困層への福祉補助、学校給食などが削減対象のなかに含まれていた。そして、九月には再び第二波の支出削減が進められていた。社会保障、医療、福祉、教育のための連邦支出は、六〇年代の中頃から急増してきていた。ジョンソン大統領が掲げた「貧困にたいする戦争」は、国民総生産の伸びに助けられて効果をあげ、一九六二年に人口の二十五パーセントを占めていた貧困層は、一九七三年には十一パーセントにまで減少していた。さらに、一九六〇年には四十パーセントに達していた貧困層に入る老人の割合は、一九七四年には十六パーセントにまで低下していたのである。しかし、八〇年代の前半、就労困難者と、世帯主が年間をとおして就労しても、なお貧困から抜け出せないワーキング・プアが増えていた(8)。「一九七〇年以来、生計費は七十一パーセントも上昇してきた。高齢者の定年後のゆったりした生活を支えることを約束してきた社会保障は、破綻の瀬戸際に」あった(9)。ホームレスは都市の路上に溢れている。例えば、ニューヨーク市の場合をとってみてもと、『ナーシング・アウトルック』の編集者ペニー・マッカーシー（Penny A. McCarthy）は次のように述べている。

一九八一年末、市交通警察は地下鉄の車両内で夜を過ごす人々を一掃する対策に乗り出したが、この作戦の最初の夜だけで、四〇〇人が逮捕されている。彼らの七十五パーセントは常勤雇用者であるが、家賃を払えないのである。ニューヨーク市だけが特殊なのではない。この国は大恐慌以来、絶えてなかった深刻な住宅問題に直面しているのである(10)。

教育関連予算は削減された。人口の二十パーセントを占める人々は、いかなる種類の健康保険ももっていない。そして、メディケアもメディケイドも削減された。インフレは進行しているし、失業者は増え続けている。「エコノミストたちは競争こそ最も有望なモデルだ」と言っている。どうやら「経費対効果というのが、八〇年代の合い言葉のようだ」(11)し、「この国の倫理的政治的声明は経済政策の形で述べられるようだ。だから、国家の危機は伝統的に若者、高齢者、そして病人がもっとも深く感じとってきたのだ」(12)と、彼らは感じとっていた。

一九八〇年、『ナーシング・リサーチ』は、看護師やソーシャル・ワーカーなど、場合によっては医師も含めて、少数派《マイノリティ》グループから周辺領域行動に関する言説を抽出する道具を開発するために、少数派《マイノリティ》を、「ひと組の文化的規範を共通にしていることによって区分されるグループ」(13)と操作定義し、それを提示している。彼らの真の狙いは、少数派《マイノリティ》グループをこのように定義することによって、研究者が一般に少数派《マイノリティ》と呼ばれている人々のみならず、ケージャン（Cajan）、アーミッシュ（Amish）、原理主義者（Fundamentalists）、あるいは先住民など、固有の文化をもつ人々を研究対象にできるようになるだろうというところにあった。また、こうした研究は学生に、「面接法からデータ収集、コーディング、そして分析まで」幅広い研究活動に参加する機会を提供するにちがいないのである。のみならず、こうした研究方法は統計的手法ではけっして明らかにできないような知見をもたらしてくれるだろう。たとえ、多くの研究者の目には、記述的研究が蛍の光で読書するようなものとしてしか映らないとしても[14]、である。

この頃、研究テーマは明らかに変化しつつあった。多くの看護科学者が心理社会的看護の方向へと舵を切り始めていた[15]。研究テーマのなかに、貧困、ホームレス、性的虐待が含まれるようになってきていた。「指導者たちの政治に関する哲学や政府の経済政策が、一人ひとりの市民の生活の質に影響を与えることは避けられない現実である」[16]以上、看護研究のテーマが、健康と市民の生活の質との関係を探る、より身近で具体的なテーマへと移っていくのは、自然な成り行きであった。

一九八二年、ベティ・ニューマン（Betty Neuman）が *The Neuman Systems Model : Application to Nursing Education and Practice*（『ニューマン・システムモデル―看護の教育と実践への応用』）を上梓している。ベティ・ニューマンは、「有機体はひとつの階層的秩序をなす開放系である」[17]というフォン・ベルタランフィの一般システム理論と、あらゆる力動的な有機体のシステムにおいては、それを構成する部分の特性はより上位の大きな部分によって決定される、つまり、単一の部分はそれ自体で存在することはあり得ず、常に全体がそこへ反映されるのだというド・シャルダンの見解を基底に敷いて[18]、看護の対象となる人間を、個人、家族、小集団、地域のレベルで表象している。人間はその全体でもって、自分を取り囲んでいる環境と調和をとりながら、絶え間なく相互に作用しあっている開放系である。あらゆるシステムがそうであるように、人間にも、システムとしての統合性を保持するために、ストレッサーに適切に対処して恒常性を保持しようとする働きが備わっている[19]。それゆえ、健康というのは健全状態の水準のなかに映し出されるのである。人間はその程度に差こそあれ、常に健全状態であるか病気であるかの力動的な状態にある。健全状態というのは、その充足が途絶されているニーズがないという、飽和された状態であり、病気というのは、ニーズが充足されていない、不飽和の状態である[20]。不飽和の状態は有機体が長期にわたってニーズを充たすことができない状況におかれたときに生じてくるのである[21]。また、ベティ・ニューマンが人間をこのように措定したうえで構成した「ヘルス―ケアシステムモデル」は、人間を取り囲んでいる「場」も、その「場」を構成するすべての部分も、緊密に相互関連しあい、力動的な恒常性をもっているとする、ゲシュタルト理論と通底する部分をもっている[22]。

ベティ・ニューマンはシステムという概念を軸に理論を構成している。その背景には、今日の看護はそれ自体大規模な複合的システムになってきたという、彼女自身の認識がある[23]。「看護は、論理的、かつ経験論的に妥当な開放系へと統合していくことのできる、複合的で複雑な現象から成り立っている。」それゆえ、人間自身と人間がそこに生きている環境、ならびに、人間を取り囲んでいる事物の全体を、新しい見方―すなわち、システム的方法で見ることによって、職業としての看護は、急激に変化している社会が求めている柔軟性を獲得できる。また、看護を、一つの全体としてあるシステムとしてみることによって、看護を取り囲んでいるより大きなシステムとしての環境と、さらに大きなシステムとしての社会システムとの相互交流的関係のなかに、専門職として位置づけることが可能になるのである[24]。

ベティ・ニューマンが「ヘルス―ケアシステムモデル」をこのように記述した意図は、それを教育と実践の指針にすることにあったようだ。しかし、彼女の意図がどこにあったにしろ、「ニューマン・

システムモデル」は、もはや十日の菊であったかもしれない。彼女が言うように、社会は急激に変化していた。そしてこの時期、看護理論も看護科学も、既に「新しい段階へと向かう崖っぷち」(25)に立っていたのである。今まで三十年間に構築されてきた看護理論にたいする批判が、表面に現れてきていた。一九八二年、『ナーシング・リサーチ』の編集者フローレンス・ドーンズ（Florence S. Downs）は、初めて看護理論を巻頭言で取り上げ、ある時は概念枠組みと呼ばれ、ある時は理論的枠組みと呼ばれ、またある時は看護のモデルと呼ばれてきた既存の理論に、真っ向から次のような批判を加えている。

…概念枠組みは、その本質において、曖昧であり、一般的であり、広すぎて、経験論的検証には適さない。こうした理論がいかに重要であろうとも、精密な理論や知識の代替にはならないのである…看護理論は、どれも良くできているし、優れてもいる。多分、われわれはそれらを必要としている、すくなくとも、これは看護であるというブランド・ラベルを貼れる、しっかりした知識を手にするまでは(26)。

彼女が危惧しているのは、既存の看護理論は看護の科学的知識を開発していくための基盤となり得るだけの価値をもっていないのではないか？　という問題であった(27)。科学の殆どの分野は、新しい知識を開発し、それを体系化し、そうした知識を使って新たに生まれてきた疑問に解答を与えながら発展してきたのである。看護はまだ科学としての体系を整えきってはいない。また、伝統的にみても、実践的知識を成書のなかへ書き込み、それを伝承してきただけなのだということも事実である。こうした知識形成のあり方が、経験論的に実証された知識の体系を基盤にした専門職であるという看護の足場を、脆弱《ぜいじゃく》なものにしているのだ[28]と、ドーンズはみていた。

既存の看護理論がもつ曖昧さ、一般的で、広すぎるという特徴は、理論が看護教育や実践で利用される限り、さほど気になる問題ではなかった。グランド理論はカリキュラムの構成に枠組みを提供して、看護教育を伝統的な技能の伝承スタイルから脱皮させてきたし、実践では看護師に看護ケアの対象は誰であるか、焦点となる現象は何であるかを示してきた。しかし、研究となると次元は別である。曖昧で、一般的で、広すぎる概念では厳密な実証的研究の概念枠組みにはなり難いのである。

　今日まで、われわれはあの包括的な、世界観型の看護理論に満足してきた。あるいは、すくなくとも、それらを超えて行こうとはしてこなかった。全般的に、こうした理論は看護状況を定義するのに必要だと理解してきた。それにもかかわらず、こうした理論は、凝集性のある看護の知識体系を開発するうえで、その有効性をまだ立証していないのである[29]。

と、ドーンズは述べている。ならば、このような事態はなぜ生じたのであろうか？　彼女は次のような見解を示している。

　看護の理論構築は、殆どカリスマ的オーラを放ってきた。そのために、こうした高度に抽象的な視点に立った理論が、はたして経験論的に検証できるかどうかという点に関する議論が、曖昧にされてしまったのだといえる。加えて、それが、現実的な看護の問題を定義するには、もっと他の道もあるのではないかと考えている人々を、おじけづかせてしまったのではないだろうか[30]。

確かに、この三十年間に構築されてきた看護理論は、グランド理論であった。さもなければ、看護の何であるか、看護をいかに行うかについて、看護は本来このようにあるべきだという理念の姿において記述された規範理論であり、メタパラダイムであった。しかし、看護現象、すなわち、実際に展開される看護実践のなかから生データを収集し、分析と総合の作業をとおして、それらのなかにある真理を見つけ出してこそ、看護の科学的知識が生み出されるのではないか？　とるべき方向は明白であった。グランド理論ではなく、内包と外延がもっと明晰判明に規定された概念を用いるようになって、初めて、先へ進むことができるようになった社会科学の経験が示しているように[31]、中範囲理論の開発を急ぐことである。看護現象を記述することが理論構築における基本的で、必須の第一歩であるという方向性は、すでに、パターソンとズデラドが数年前に *Humanistic Nursing* のなかで提唱していた[32]。しかし、この二人が提唱していたのは、現象学的方法を採り入れることであった。看護科学者が、今、必要だと感じているのは、経験論的に検証できる理論をもつことであった。それこそが看護科学が到達するべきレベルであるように思われた。

なぜ、この時期にグランド理論批判が？

既存の看護理論への痛烈な批判が、なぜ、この時期に現れたのか？　あれほど熱望し、そのために、一九六八年には看護における理論開発をテーマに、シンポジュウムまで開催した看護理論の構築である。理論家たちは懸命に努力し、着実に成果をあげてきた。そうした成果はメレイスがニード学派、相互作用学派、アウトカム学派に分類しているように、既に複数の学派さえ形成している(33)。中範囲理論の開発を望むのならば、なぜ、それはロジャーズが他の科学がけっして関心を示さなかった新しい人間の見方であるとして、ユニタリー・ヒューマン・ビーイングを提示した時ではなかったのか？ロジャーズ自身が、ユニタリー・ヒューマン・ビーイングの全体性はパターンとオーガニゼーションによって同定されると主張していたはずである。実際、ユニタリー・ヒューマン・ビーイングの全体性の現れとして措定されたパターンは、その後、看護診断分類体系化作業に九つの診断カテゴリーを、言い換えれば、中範囲理論のための枠組みを提供していたのではなかったか？　また、既存の看護理論は経験論的に実証できないというのならば、なぜ、パターソンとズデラドが *Humanistic Nursing* を発表して、看護に現象学的方法を採り入れようと提案した時に、それを指摘しなかったのか？　パターソンとズデラドは厳密な実証主義的科学の方法にたいする懐疑から出発していたとはいえ、彼らの *Humanistic Nursing* は既存の理論の功罪を論じるために、またとないきっかけになり得たのではなかったか？　こうした疑問を解く手がかりは、科学の最新の動向と看護科学の動向とを見比べる、彼らの視線の先にあった。

この時期、看護科学者たちの多くは、先に述べたように、この三十年間に看護はめざましく成長してきたという達成感を抱いていた。『ナーシング・リサーチ』への投稿論文は、一九八〇年を過ぎてから、年間四〇〇編を超えるようになっていたし、投稿のリピーターも増えていた。『ナーシング・リサーチ』の発展は、とりもなおさず看護研究そのものの発展を示していた。「看護研究の世界がしっかりと形づくられていくのを、日々、目の当たりにすると…」[34]、この達成感は、看護科学はようやく独り立ちし始めたのだという自覚と綯《な》い混ざって、いっそう膨らんでいた。一九八五年、ドーンズは次のように述べて、看護科学者が進むべき次の段階を提示していた。

われわれは、これまで借用したり、掴みとってきたりした。しかし、そうして借用してきたものを、われわれの必要に合わせて仕立て上げる方法をもっていなかった。今、われわれはその方法をもっている。これからは、看護に上手く合ってもいない概念や都合のよい測定道具は、もう移入しないでおこうと言っているのではない。われわれの目的によく合わせて、適切な知識に狙いをつけて、選択していこうと提案したいのである[35]。

こうして、独り立ちし始めた科学として、自信に満ちた目で諸科学の動向を見つめてみると、最近の科学技術が生み出した、断片化された情報洪水のなかで、科学者たちは各々自分が属する分野で理論を体系化し、理論やパラダイムを統合し、問題の焦点について一般的なコンセンサスを得ようと苦闘しているのが見えてくる。とりわけ人文科学や社会科学の分野では、研究者の間で、ここ二十年来傾倒してきた量的、分析的、客観的研究方法を疑う声が強くなってきている[36]。新しく後から後から押し寄せてくる解釈学、構造主義、ポスト構造主義、脱構築など「侵入者」の群れと、実証主義との戦いはようやくおさまり、「在庫調べ」をする時期に入っていた[37]。科学のこの動向は、看護科学の場合も同じであろう。しかし、水面下をよく見ると、はっきりとした相異がある。その相異を、ドーンズは次のように捉えている。

科学の他の分野は、断片的な細切れ情報を寄せ集めて整理し、体系化するための枠組みを創ろうとして、氾濫する事実の泥沼に足をとられてもがいている。だが、看護はといえば、枠組みを埋めるための情報や説明がなくて、それを探し求めているのである(38)。

われわれは今や研究方法を習得し、自分で研究課題と方法を決定し、自分で研究を展開していくことができる。問題は一般化できる知識がまだ集積されていないというところにある。これが看護科学の現状である以上、知識の開発、しかも、一次資料として役立つ質の高い知識を生み出していくことこそ、看護科学者が今取り組まなければならない第一義的仕事である。看護科学者たちはこう考えていたようだ。

この時点で、曖昧であり、一般的で、広すぎるために、それら理論の経験論的検証には適さないと批判されたのは、理論を支えている人間観ではなく、理論の機能である。理論の価値は科学的知識の開発にたいする貢献度によって決まるのである。事実、今までに構築されてきた看護理論が鍵概念としていたのは、人間、看護、ケア、健康、環境、適応、人間関係、システムなど、広い外延をもつ上位概念であった。看護の理論はまさしくグランド理論であった。社会は多元的文化の方向へと急速に移り変わってきている。伝統的な規範から逸脱した生活スタイルを受容しなければならないだろう。また、そうした、人間の新しい状況のなかから生じてくる健康上の問題と、それにたいする人々の反応を記述する新しい理論が必要であろう。社会科学がグランド理論を捨て、意味内容とその外延がより明晰判明な概念で現象を記述する方向へと転換することで、科学として成功をおさめたように(39)、看護科学も、もっと明晰判明な概念で構築された中範囲理論を開発する必要があるだろう。

科学として自立できる日が目前にまで近づいてきていると実感できる以上、枠組みではなく、それの中味になる具体的な知識の開発を急ぎたいと思うのは、自然な感情である。この時期に、彼らが厳密な実証主義的研究の枠組みとなり得るような、明晰性と単純性を備えた理論として、中範囲理論を求めたのは、当然であっただろう。彼らは看護師になり、看護科学者になるための職業的社会化過程で、論理実証主義の洗礼を受けてきた世代なのである(40)。理論は経験論的に検証されなければならないし、科学の方法として信頼できるのは量的研究方法であると教わってきたのである。今まで開発されてきた理論は曖昧で、一般的で、広すぎるという批判と、実証的研究の枠組みとしての有効性にたいする疑義が生じてきた背景には、職業的社会化過程をとおして彼らに刷り込まれてきた論理実証主義的科学観があった。科学的研究というものは、研究者が見つめる世界のなかから理論によって研究対象となる現象を分離し、それを客観的に観察し、そこから科学的方法によって収集したデータを数量的に分析する、価値中立的な作業なのだと彼らは信じてきた。そして、それが看護科学者として身につけるべき正統的研究方法になってきていた。質的研究は客観的量的解析や分類に耐え得ないので、「科学的ではなく、レベルが低い」(41)と信じてきたのである。

一九七六年、パターソンとズデラドが *Humanistic Nursing* を上梓した当時、看護を科学としてよりも、アートとして理解しようとする動きがなかったわけではない。先に述べたように、一九七八年、カーパーが“Fundamental Pattern of Knowing in Nursing”を発表しているし、翌一九七九年には、ワトソンが*Nursing：The Philosophy and Science of Caring*を上梓している。ワトソンの意図は、科学的看護理論を記述することではなく、看護が人間にかかわるケアの専門職であるための哲学的根拠を示すところにあった。しかし、実証主義が看護科学者たちのあいだにもっていた影響力は、「〝科学〟にアメリカ社会が与えている高い評価を反映して」、極めて強力であったといえる。それは「看護研究、看護教育、看護実践のなかにみられる客観主義、正確な言語、操作定義、科学用語、理論構築、科学的研究方法、研究における量的測定の重視」(42)が一目瞭然に示している。論理実証主義の科学観にどっぷりと浸かった看護科学界のこうした傾向を、パターソンとズデラドは、「正真正銘、時代が生んだ子」と呼んでいる(43)。看護をアートとして理解しようとする動きがなかったわけではないにもかかわらず、科学主義の流れに添ってゆこうとした状況からは、看護が科学であることを目指す以上、社会思潮の流れと同じ方向へと進まざるを得ないという、看護科学者たちの暗黙の了解と合意が感じとられるのである。

看護科学者の社会化過程

けれども、看護科学者たちが論理実証主義の科学観のもとに看護科学を発展させてきたからといって、それを批判するのは公平《フェア》ではない。看護科学者たちのこうした論理実証主義への傾倒を、ジェーン・ジョージズ（Jane M. Georges）は、社会的周辺部に位置づけられた集団《マージナル・グループ》がとるサバイバル戦略であったとみている(44)。集団の周辺部に位置づけられた少数派《マイノリティ》が所属集団のなかで生き残るために、しばしば優位グループの言説、思考方法、行動型を採り入れて、集団に同化していくことは、よく知られている。医師が父権的権力を握っている医療システムのなかで、看護師は員数的にみると多数を占めているにもかかわらず、意思決定権をもたない従属集団である。加えて、女性の集団であることによって、二重に少数派《マイノリティ》であった。

看護科学者として籍を置く大学においても、こうした状況に変わりはない。アカデミズムの世界は、その分野がどこであれ、圧倒的に男性優位社会である。女性科学者に提供されている分野はせいぜい教育、社会科学、家政学、そして看護学に限られている。碩学《せきがく》の女性歴史学者ジョーン・スコット(Joan W. Scott)の記述が、それを物語っている。男性歴史学者と同じ訓練システムのもとで歴史学者として社会化され、博士号を取得し、同じ規則を遵守する組織のなかにあっても、女性歴史学者が専門家のエリート集団としてのアメリカ歴史学協会へ入会することは、「けっして悶着なしに行われたわけではなかった」という。「専門家としてのアイデンティティにたいする充分な資格を獲得したはずだ」という女性歴史学者たち自身の思いは、いつも、性差を思い知らされるような出来事に遭遇することになったという(45)。学位も、研究歴も、研究業績も、男性科学者と同等に準備した女性が、性差を思い知らされるような出来事に遭遇するのは、社会学や心理学の分野でも変わりはない。アカデミズムの社会は常に男性優位の競争社会なのである(46)。

看護科学者の場合、八〇年代前半の時期においてすら、大学内での状況はさらに困難であった。殆どの看護科学者は、たとえ研究教育職として採用されても、それはより低い職階でのことであった。

昇進も終身在職《テニュアー》教員の地位を得るにも、教育と研究、研究成果の公刊、地域社会での貢献等、そのすべてにおいてより優れた業績をあげなければならなかった。こうした課題をこなして、大学内での競争に勝ち残っていくことは、社会が伝統的に女性に配分してきた育児と家政役割を背負っている多くの看護科学者にとって、「以前からそうであったように、非常に負担の重いことである」(47)と、『ナーシング・アウトルック』の編集者マッカーシーは告白している。そればかりでなく、

第三者償還、教員の給与、政府の基金という問題に関して、看護学部と医学部は平等ではないし、そうした状況は変わってゆきそうにもない(48)

状況におかれていたのである。慣習的な世界観を学習し、それを受容し、その枠内で理論を構築し、研究を進展させてきた看護科学者たちがおかれていた状況は、スコットが述べている女性歴史学者の状況と、さほど変わらないはずである。遅れて科学の世界へ入ってきて、そこで生き残り、科学者として成長してゆかなければならなかった看護科学者たちにとって、論理実証主義は「科学」と同義であり(49)、それを採り入れ、それに同化していくだけの強い誘引力と価値をもっていたはずである。

ジョージズの見解には説得力がある。しかし、そうした観点以上に重要なことは、彼らは研究者として論理実証主義のパラダイムのなかで社会化されたのであり、また、そうする以外、他の選択肢は与えられていなかったのだという事実である。通常科学における研究活動は、一般に定説として受け容れられている具体的な科学的成果の仕上げと拡張に捧げられている。そうした研究活動に就いてい

るとき、研究者は既存のパラダイム自体をあらためて評定したり、検証したりすることはない。なぜなら、研究者はそのパラダイムに前もって同意しており、そのうえで、そのパラダイムを判断のための基礎として使っているからである[50]。つまり、科学者は既に存在しているパラダイムのなかで、そのパラダイムを使って具体的な科学的知見を積み上げ、完成させているのだといえる。言い換えれば、科学者は既存のパラダイムを用いることを義務づけられているのである[51]。だとすると、科学者たちは具体的研究活動を開始する以前の時点で、自分が使うことになるパラダイムを既にどこかで学習し、それを身につけていることになる。それが科学者になっていく社会化過程である。パラダイムは、クーンが述べているように、通常科学に形を与え、その進むべき方向を自ずと決定し、研究によって解決された問題を蓄積して、体系化を進めるためのモデルに他ならない[52]。既に一般に受け容れられているモデル、あるいはパターンである。科学者がこうしたモデル、もしくはパターンにコミットメントできるようになるのは、同類の科学者集団内で、専門的な訓練を長期間にわたって集中的に受けることによって行われる社会化の結果としてである。この訓練は、指導にあたる教師と教科書が絶対的権威をもって、現行の手続きの解釈に専念したり、それを習得することを学習者に要求する、いわば見習作業である[53]。

通常科学において科学者集団が既に受け容れられているパラダイムにコミットメントしていけるようになる原因を、このように、科学者集団内で与えられる訓練や社会化におくクーンの見解は、グランド理論を構築してきた看護理論家や看護科学者たちが、論理実証主義に深く傾倒し、医学、行動科学、心理学、社会科学の方法を熱心に採り入れて、それを我がものとしてきた理由を明らかにしようとするとき、われわれをいっそう納得のいく説明へと導いてくれる。

看護は人間の歴史とともに古くからあると言われてきた。しかし、誕生する新しい命を養育し、病み傷ついた家族や仲間を気遣い、苦痛を緩和し、病気であるときも生活の営みがいつものその人らしく流れていくように手助けする行為は、生命維持と集団の存続にとって必須であった。しかし、そうした行為が女性の出産と養育に起源をもつ母性的行為であり、それがもたらす結果が殆ど偶然に委ねられている以上、自然史的状況のなかにある看護は、けっして意図的技術的行為ではなく、自然的行為であったにすぎない。看護が職業として組織化され、社会的制度のなかへ組み入れられるようになったのは、たかだか十九世紀後半になってからだといえるだろう。さらに、この職業が専門職として独自の科学的基盤をもつ必要があると強く認識され始めたのが、ようやく二十世紀の中頃である。看護のこうした歴史が示しているように、専門職として成り立つべき看護に科学的基盤を与えるための作業、すなわち具体的な科学的研究活動を日常的に開始しようとしたとき、彼らの前に存在していたのは、昔から幾世代にもわたって手から手へと伝承されてきた技能と、職業上の倫理観だけであった。「先行する世代から引き継がれ、その研究の過程において改善されたり精緻化されて、その改善され精緻化された形において、次の世代の一般に認められた知識として伝えられてきた…」[54]パラダイムは、看護にはまだ存在していなかったのである。彼らが職業上のアイデンティティ危機《クライシス》を克服しようとして、看護実践と看護教育の確かな枠組みとなる理論を構築するために、必死の眼差しを、自分が科学者として社会化された医学、行動科学、心理学のパラダイムへ向けたとしても、なんら不思議ではない。その具体的な実例は、一九二〇年代後半から三〇年代にかけて、コロンビア大学で学生として、その後は看護の教師としての日々をそこで過ごしたヘンダーソンの回顧のなかに読みとることができる。

Caroline Stackpole（スタックポール）は、健康は細胞周囲液を一定に保持することで維持できるとするクロード・ベルナールの言葉を基本に置いて生理学を教えた。構成単位に重きを置くこのやりかたは、健康の諸原則間の関連性を私に教えてくれたのであり、それらはその時まで私の頭の中ではばらばらに位置していたのであった。スタックポール女史は、学生が自分の疑問を晴らすまで徹底的に追究するよき教師であった。微生物学者のJean Broadhurstもこれと同じ考え方で教鞭をとっていた。この二人の恩師とコロンビア大学医学部医学科の生理学のコースでの実習を通して、私はケアと処置のあらゆる側面に対する分析的研究態度を学びとったのである。

コロンビア大学教育学部におけるEdward Thorndike博士の心理学の研究は、私が生物科学で学んだものと同方向の心理学領域における考え方、あるいは決定的因子とでもいうべきものを教えてくれた。〝人間の基本的欲求〟に関する博士の研究、それにはわれわれが金銭と時間をいかに費すかという調査も含まれているのであるが、その研究が私に不健康とは病気のある段階および生命への威嚇以上のものであると認識させたのである。健康を害した人間はしばしば逃避的な行動に出るが、逃避こそが唯一の基本的欲求であるともいえるのである。大部分の病院では患者は自分の欲求通りに食べることはできない。行動の自由もはばまれているし、プライバシィは侵害されている。奇妙な病衣を着せられてベッドに閉じ込められた患者は、叱られた子供のように自らを情なく思わざるを得ない。また患者は愛する者たちと引き離され、健康であった日々の娯楽の全てがうばわれ、仕事もうばわれ、そしてしばしば自分よりも年下の、時によっては自分よりも知性や礼節の劣る人々に頼らざるを得ないはめにおかれるのである。

このように入院という現象をとらえるようになってから、私は日常の看護のやりかた、すなわち束縛というものに疑問を抱くに至ったのである。すなわち、保護されたい、食べたい、コミュニケーションがほしい、あるいは愛する者達と共にいたい、また、賛同を得たり、支配したり、支配されたり、学んだり、働らいたり、遊んだり、礼拝したり…の機会がほしい、といった個人の基本的欲求に相反するやりかたに疑問をもつたのである。いいかえれば、それ以来ずつと私は患者それぞれの一日が、その人が健康であつた日々とできるだけ違わないように保つことこそ、看護の目的であると考えるに至つた。すなわち医師の治療方針に反さない範囲内で患者に〝生活の流れ〟をそのまま続けさせるということである。(55)（湯槇ます・小玉香津子共訳）

『ナーシング・リサーチ』がその巻頭言で看護理論について論評したのは、一九六八年の五月〜六月号が最初であった。編集者ルーシル・ノッターは「看護における理論開発に関するシンポジュウム」について触れ、看護理論はもっと洗練されなければならない、そして厳密な研究技法を用いて検証し、その正統性が実証されるべきだというのが、このシンポジュウム参加者たちの一致した意見であったと伝えている(56)。彼女の言説は、理論を厳密な研究上の手続きを経て検証される、法則の体系化されたものとみる自然科学の立場が、大方の看護科学者の科学観に色濃く投影されていることを示している。この年に開催された第四回看護研究学会で発表された、最も進歩した研究が依拠していたのは、「基本的には行動科学」であった(57)。

より発展した先進科学から理論を借用することの是非を論じるまでもなく、看護科学者たちには、借用した理論を下絵にしてそれをなぞりながら、看護とは何か、看護はどのように行われるかについて考えるしか、他に方法はなかったと見るのが妥当であろう。コミットメントするべき自前のパラダイムをまだ所有していない者たちが科学者として社会化されていく道は、ただ一つしかない。隣接する分野に身を置き、そのパラダイムにコミットメントしていく術を学びとることである。諸科学の間にある区分というものは恣意的につくり出されたものである以上、その境界線はけっして不変のものではないと考えるドロシー・ジョンソンは、看護における「理論開発に関するシンポジュウム」で、「看護において借用理論と独自の理論を区別しようと試みることは、危険きわまりないことだ」と、次のように主張している。

もし仮に、ある知識があの学問分野ではなく、この分野で発見されたとしても、発見という事実は所有権を賦与するものではない。このようにみてくると、借用だとか独自のということには恒久性も実際的な意味もない(58)。

とはいえ、現実には、科学の殆どの分野がかなり鮮明な境界線を引いて、専門性を主張しているわけであるから、こうした差異を認めたうえで、何が借用理論であり、何が看護独自の理論であるかを見極めることによって、看護理論の焦点と看護のあるべき位置づけが明らかになってくるのだと、ジョンソンは主張している。人間を行動のシステムとして措定しているジョンソンには、先進諸科学の胸を借りて科学として成長していくことが、看護がとるべき最善の道であると思えたに違いない。ジョンソンにとって借用理論とは、「主として科学の他の分野で開発され、看護に導入されてきた知識」のことであり、看護独自の理論とは、「現象を観察し、他の諸分野を特徴づけているのとは異なった問いを立てることによって引き出されてきた知識」を指しているのである(59)。

このように述べた一九六八年の時点で、ジョンソンは看護独自の理論がそこから構築されてくる現象を、未だ特定し得ていないことに注目しなければならない。ジョンソンは看護実践に必要な知識として、三つのカテゴリーを指定している。人間の正常な状態と事物の自然な図式を記述・説明する「秩序についての知識」、個人や社会の安寧や生存を脅かす出来事や脅威を理解したり、その他の理由によって望ましくないと思われる事柄を理解するのを助けてくれる「不秩序についての知識」、そして、われわれに採るべき行為を処方し、実践がそのように行われたならば、望ましい方法で特定の成果をあげるような方向へと、ことの流れを変えてくれるような、「制御についての知識」である(60)。その論拠を、彼女は次のように述べている。

人間と宇宙についての知識を先取的に開発してきたのは基礎科学であり、生物学と行動科学はそれぞれの観点から知識を掘り起こして、われわれが「生物学的人間（biological man）、心理学的人間（psychological man）、社会的人間（social man）を理解するうえで、その助けになってきた。基礎科学が追究してきたのは「社会的不秩序」（social disorder）、「心理的不秩序」（psychological disorder）、「生物化学的不秩序」（biochemical disorder）、「生理学的不秩序」（physiological disorder）である。また、医学が追究してきたのは主に「生物学的不秩序」（biological disorder）、あるいはこうしたサブ領域を横断的につなぐ形での疾病の原因と本態である。この病気は何か？　この病気は何によって引き起こされたのか？　という問いが、医学の知識を拡げ蓄積させてきたのである。こうした知識は紛れもなく「不秩序についての知識」であり、看護にとって必須である。しかし、これらの知識は「生物学的人間」「社会的人間」を理解するための知識は授けてくれるにしても、もっとホリスティックな観点をもって、より「全体的」な現象を探求しなければならない職業にとっては、質的に不十分である。看護がその社会的責任を果たすために必要としている人間の「不秩序」についての知識は、現時点ではまだ存在しないと言わざるを得ない以上、われわれは、まず、「不秩序についての知識」を開発しなければならない。「制御についての知識」は、それが「不秩序についての知識」に直結している以上、不秩序についての疑問が解明されるまで待たなければならないだろう(61)。

ジョンソンの言説の行間からは、研究者になるための訓練を受け、社会化されるために当面所属している分野のパラダイムは、看護本来のそれではないという気概が読みとれる。看護本来のパラダイムは行動科学とも、社会学とも、心理学とも異なる。もちろん医学とも異なる全体的人間観のもとに形成されていくべきものだという、明確な方向性も読みとることができる。しかし、そこでの人間観は、ホリスティックなという言葉で機械論的人間観との差異を仄めかしているにすぎない。看護科学が本来のパラダイムを築き上げるための独自の人間観を具体的に表象できない以上、看護科学者たちは先進諸科学のパラダイムの傘の下で、パラダイムへのコミットメントの仕方を学習せざるを得なかったであろうことは、推測に難くない。

このようにして、看護理論家たちは隣接する先進諸科学のパラダイムにコミットメントしつつ、看護理論を構築し、看護研究を進めてきたのだといえる。自前の理論をもつことは、常に彼らの到達目標であったといえるだろう。しかし、一九六八年の時点で、ノッターは基礎科学分野の諸理論は看護理論を構築するための良い建材であることを認めつつも、看護師自身の手で、看護に特定された理論を、ディッコフ、ジェームズ、ヴィーデンバックらの言う「状況生成理論」のレベルで構築しなければならないのだと述べている。なぜなら、理論の素になるものは看護実践のなかにしか存在しないし、また、理論は経験論的データを体系的に収集し、それらを思慮深く分析することでしか検証できないからである(62)。

一九八三年─ある暗い嵐の夜のこと…

八〇年代の前半、看護科学の世界がしっかりと形成されていく一方で、量的研究方法にたいして看護科学者たちが三十年間抱いてきた信頼は、揺らぎ始めていた。最も顕著な徴候は、若手看護科学者のなかに起きていた量的研究離れであった。一九八三年秋。「ある暗い嵐の夜」(One Dark and Stormy Night)と題された『ナーシング・リサーチ』の巻頭言は、ひとりの若手研究者の学位取得を祝う小さなパーティで交わされた会話を紹介している。会話は、学位論文がエスノグラフィを用いて纏めた研究であったことについてである。教授の一人が、学位論文を纏めた若手研究者に、あなたは数量派だと思っていたけれど?　と、驚きの反応を示したのにたいして、若手研究者は、「ええ、私は数量派でした。でも、量的研究方法はこの研究で明らかにしようとした問題には合いませんでした。研究方法を量的研究方法から質的研究方法へ変えて、ある暗い嵐の夜のこと…と、まるで物語を書くようにデータをまとめ上げて記述していくのは、容易なことではありませんでしたけれども…」(63)と答えている。エスノグラフィで学位論文を纏めあげた若手研究者の説明は、その場に居合わせた編集者ドーンズの心に複雑な感情を呼び起こしている。

われわれが量的研究方法に高い価値をおくように社会化されてきたということは、確かにその通りだ。われわれはどこからであれ、とにかく出発しなければならなかったのだ…量的研究方法は定説となった学説をとおして、論理実証主義者たちから看護教育のなかへ導入されたといわれている(64)。

『ナーシング・リサーチ』の巻頭言が紹介しているこの小さなエピソードには、看護科学の方法をめぐる大きな問題が潜んでいる。エピソードは、教授たちが属する論理実証主義世代が看護現象を見つめる視座と、彼らが育てた新しい世代のそれとのあいだに、明白な差異が現れてきていることを示している。新しい世代は、今、片足を量的研究方法のなかに残しつつ、しかし、明らかに論理実証主義世代が彼らに教えた科学的方法にたいする違和感を抱いて、もう一方の足を質的研究方法のなかへ移し換えようとしていた。質的研究方法が時流だからではない。論理実証主義の研究方法が自分の注視する現象に合わないからである。このことは、二つの世代間に研究方法のみならず、二つの世代がみつめる看護現象にも、差異が生じ始めていることを暗示している。だが、新しい世代は、この時点では、未だ量的研究方法から完全に「足を洗う」ところへまでは至っていないようだ。一方、論理実証主義世代は量的研究方法から離れていく新しい世代に戸惑いながら、それでも、論理実証主義の立場を放棄しようとはしていないのである。われわれはそれに高い価値をおくように社会化されてきたのだし、そこから出発するしかなかったのだ、他にどんな選択肢があったというのだろう？「われわれはどこからであれ、とにかく出発しなければならなかったのだ…」というドーンズの苦い弁明には、論理実証主義世代の看護科学者が負ってきた、二重の負荷にたいする複雑な感情が綯《な》い混ざっている。アカデミズムの世界へ遅れて入ってきた看護科学者集団の焦燥感と、歴史的に男性優位の力関係のもとにおかれてきた医療社会における看護職者集団が感じている抑圧感。女性科学者がおかれてきた状況に疑問と怒りを覚えながら、それを受け容れ、そういう時代に生まれ、そういう時代思潮のなかで専門職業教育を受けて社会化されるなかで方向づけられた社会的役割を、精一杯こなしてきた者だけが抱く一種の宿命観。彼らには本当に他の選択肢はなかったのだろうか？

新しい世代の理論家の登場

新しい世代は看護理論の世界にも登場してきつつあった。一九八四年、パトリシア・ベナーが *From Novice to Expert : Excellence and Power in Clinical Nursing Practice*（『初心者から達人へ―臨床看護実践における卓越性とパワー』）を上梓している。このなかでベナーは、一二〇〇人以上の看護師たちへの面接と質問紙調査から得たデータを解釈学的方法で解析している。そして、臨床看護師が看護技能へ習熟していく過程を、新人段階からエキスパート段階まで五段階に分類し、看護実践における臨床的知識の必須性を提示している(65)。厳密にいえば、これは、もはや、看護の何であるかを記述したグランド理論ではなかった。ベナーは、看護師自身が日々の実践のなかで働かせている判断作用のなかに潜む看護固有の知識を掘り起こし、それを記述することによって、看護の実践的知識を理論的知識との差異のなかに浮かび上がらせたのだと言える。六〇年代の初頭に大学を卒業し、この著書をまとめる二年前に博士号を取得したベナーが私淑《ししゅく》しているのはヘンダーソンである。そして、研究の枠組みに据えているのは、ヒューバートとスチュアート・ドレフス（Hubert L. Dreyfus and Stuart E. Dreyfus）兄弟の「技術獲得モデル」（Dreyfus Model of Skill Acquisition）であった(66)。

二年後、マーガレット・ニューマンが *Health as Expanding Consciousness*（『拡張する意識としての健康』）を上梓している。ここで主要概念として立てられているのは、健康、疾病、環境、意識といった上位概念であり、これがグランド理論であることに変わりはなかった。しかし、マーガレット・ニューマンは人間を「意識」（consciousness）と規定していた。「人間は意識をもっているのではなく、人間が意識である。」（斜体は原文）(67)彼女が言う「意識」というのは、単に情緒的気づき状態のことではない。神経システム、内分泌システム、免疫システム、遺伝子コード等についてのあらゆる知識に関する情報能力のネットワークを含んだ「人間というシステムが、その環境と相互に作用しあう能力」のことである。生命というのは意識がより高い水準へと向かって、革新的に拡張しながら進展していく一つの過程である。そして、生命が革新的に拡張していく過程というのが、同時に健康の過程であり(68)、この革新的な意識の拡張過程の一つの段階を表象しているのが、人間である(69)。健康と疾病は名詞で表現されるような個物としてある実体ではなく、環境との相互作用のなかで現れ出てくる人間全体のパターンである。人間と健康をこのように見る点において、マーガレット・ニューマンはロジャーズの「生命過程理論」を継承しているといえる。事実、彼女はロジャーズのセミナーに出席していた大学院生だったのであり、その意味において、既に第二世代の看護理論家であった。

しかし、マーガレット・ニューマンの健康の概念を特徴づけているのは、フリッチョフ・カプラ、イツァク・ベントフ（Itzhak Bentov）、デイビッド・ボーム、イリヤ・プリゴジン（Ilya Prigogine）らニューエイジ・サイエンスの科学者たちの世界観である。彼女の目を、複雑でホリスティックな現象としての健康と意識の拡張の重要性に向けさせたのは、カプラとプリゴジンである。そうした現象には観察できる事実を超えた隠れた秩序があることに気づかせてくれたのは、ボームの「隠された秩序」についての理論である。さらに、数少ない概念を用いて幅広い結論を導き出してくる論理的説明方法について、そのヒントをベントフから得ている。また、拡張する意識としての生命と健康という基本命題を、運動、時間、空間のなかに力動的にモデル化する際に、アーサー・ヤング（Arthur Young）の「人間進化理論」（Human Evolution Theory）を基底に敷いている[70]。彼女はニューエイジ・サイエンスから借用してきたのであろうか？　これは借用とみるよりも、自然科学分野においてニューエイジ・サイエンスを生みだした、要素還元論主義にたいする懐疑と批判に相当する動きの、看護科学分野における現れと見るほうが、適切であるかもしれない。

健康を「拡張する意識」と定義したうえで、「人間が意識である」と明言する彼女の考えは、もともと、その発端を難病で床についていた彼女の母親の姿のなかにもっている。身体には重い負荷を負っているが、母親は病気ではなかった。「彼女は人間であった。他の人と同じ、全き存在として、一人の人間であった」[71]と彼女は述べている。若い彼女がそうした母親の看病に明け暮れていた日々、アメリカ社会には対抗文化《カウンターカルチャー》運動をとおしてくり広げられていた、新しい文化原理を探求する多様な大衆的試みの流れがあった。そうした流れのなかで、焦点を「意識と変容の進化」に絞り、七〇年代をとおして思想として明確な形を整え、八〇年代には宗教運動としてのまとまりをみせてきていたのがニューエイジ運動である。ニューエイジという言葉が指しているのは、宇宙の秩序全体の変容を反映して、人類史がある時代から別の新しい時代へと、霊的な意味において根本的に変容することである[72]。こうした時代の空気のなかで、身体の不自由を超えて、一人の全き人間として在る母親のケアに携わることをとおして、生命は意識そのものであり、意識がより高いレベルへと向けて革新的に拡張していく過程こそ、健康の過程に他ならないというマーガレット・ニューマンの看護思想が芽生えてきたとしても、不思議ではない。健康と病気という、相反する二つの概念は、合一されなければならないと彼女は言う。ヘーゲルの弁証法の援用である[73]。こうして、次第に膨らんできた人間と健康に関する思想は、同時代の新しい科学の潮流としてのニューエイジ・サイエンスと共鳴し合う部分をもっていたに違いない。彼女は、デカルトやニュートンの機械論的世界観を放棄して、包括的で生態学的世界観へと革新的な変化を遂げることによって、社会全体を包んでいる危機や、人間の心と物質との関わりを、全く新しい観点から解き明かそうと試みる、物理学の新しい潮流としてのニューエイジ・サイエンスと同じ地平に立っていたのだといえるだろう。

　意識が拡張していく過程を、ヤングの「人間進化理論」に倣って、潜在的意識段階から、絶対的意識段階へと至る七段階モデルで提示しながら、「意識の拡張は日常生活の流れのなかで、両立し難い出来事や、不安や心配など、諸々の些事《さじ》を統合していくにつれて、パターンの認識（洞察）過程として起きてくる。」[74]というマーガレット・ニューマンの「意識の拡張としての健康」理論には、科学的理論の域を超えた、ある種の神秘主義的気分が漂っている。

看護科学が今までその傘下にあった伝統的パラダイムを出でて、新しいパラダイムへと転換するべき時期にきていることは、前年、一九八五年に上梓されたジーン・ワトソンの *Nursing : Human Science and Human Care : A Theory of Nursing* でも示唆されていた。ワトソンは、先に述べたように、一九七六年に最初の著書 *Nursing : The Philosophy and Science of Caring* を既に上梓していた。最初の著書の誕生の経緯について、彼女は次のように述べている。

この考えは看護の世界と患者のケアに新しい意味と尊厳をもたらしたいという私の願いから生まれてきている。現時点では、ケアは大部分医学パラダイムと伝統的な生物医科学モデルに縛られて、その範囲が余りにも限定されてしまっているように見える。私には、看護のケアリング・パラダイム（そのように定義できるとしてのことだが）—癒しと健康と、診断と治療、疾病と病理を専らにする医学のパラダイムとの間には、不一致があるように感じられる[75]。

この時点で、ワトソンが抱いていたのは、看護科学が現実にそこに寄宿しているパラダイムと、看護科学が本来依るべきパラダイムとの乖離から生じた違和感であった。医学のパラダイムから見た看護とは異なる、看護科学のパラダイムから見た看護があるはずである。六年後、ワトソンは看護を「人間科学である」と明確に述べている。そして、看護（nursing）ではなくケアリング（caring）という言葉で、その本質を「ケアリングは人間の保護、能力の向上、そして尊厳の保持を目的とした、看護の道徳的規範である。」[76]と規定している。このような特性をもった看護は人間対人間の交流の上に成り立つものである。そこでは看護師と他者との主観的、個人的な内的世界の意味を採り上げることが許されなければならない。つまり、看護科学が研究対象とするのは、観察できる外部世界ではなく、むしろ、内的経験の世界なのである(77)。ワトソンにとって、人間は心・身体・精神が一つに結ばれた、そして、そう結ばれた状態にあることによって癒しの状態にある「宇宙内に存在すると同時に、超越的な全体的存在」としてあるのである。これ以後、看護が人間科学であろうとするならば、看護を人間対人間のケアリングの交流と見る観点に立って、その方法を見直さなければならない。看護科学は今までずっと寄宿してきた伝統的な科学のパラダイム、つまりデカルト的二元論と実証主義から、新しいパラダイムへと転換して行かなければならないだろう。これがワトソンの新しい論点であった。

ワトソンの言説が示しているように、看護科学がこの時期に直面していたのは、看護科学者が見つめる患者ケアの世界と、看護科学が寄宿してきた伝統的科学のパラダイムや生物医学モデルとの間にある、余りに大きな乖離、もしくはズレである。ワトソンが呼びかけているのは、看護師の目の前に在る人間についての新しいリアリティを、伝統的な世界観のもとで形成されたパラダイムではなく、そこから出でて、「個々人の個別な具体的体験から現れ出でる意味―美、統合性、結合性を包含しうるリアリティ」(78)としてみることができるパラダイムへの転換である。

看護教育、管理、実践に枠組みを提供してきた看護のグランド理論は、既に退場するべき時期にあった。いままで、常に期待されてきた看護研究へ枠組みを提供する役割は、遂に果たせなかったにしても、である。マーガレット・ニューマンの「意識の拡張としての健康」理論も、ワトソンの *Nursing : Human Science and Human Care : A Theory of Nursing* も、看護科学がその人間観を転換するべき時期にきていることを示唆していた。

看護研究の曲がり角

一九八五年、『ナーシング・リサーチ』は創刊三十五周年を迎えていた。投稿論文の査読者に、その資格として、学位と研究業績を求めていた。しかし、論文の不採用率は高かった。原因は理論—変数—測定道具間の理論的不一致にあった。こうした問題は、おそらく、研究の多くがよく訓練されていない研究者によってなされていることに起因しているのであろう[79]が、問題は他にもあった。一つの研究から得られたデータを細分して、数編の論文に書き分けるベイコン・スライス的論文、データのリサイクル、複数の雑誌への二重投稿、研究にほとんど貢献していない人々まで共同研究者として名を連ね、筆頭研究者を順送りにしていく共著者のスクエアダンスなど[80]である。こうしたモラルに反した行為が出現してくることは、看護研究者の世界が成熟してきたことを逆説的に示しているのであろうか？　確かに、誰が筆頭研究者であり、誰を共同研究者としてリストに加えるかという問題は、研究チームと研究分野そのものの成熟度に関連している。研究テーマのアイデアを最初に着想して、研究計画書を書いた者を筆頭研究者にする分野がある。研究者としてキャリアの梯子を昇っていくうえで、それを最も必要としている者に、筆頭研究者の栄誉を提供するチームもある[81]。看護研究にも、筆頭研究者と共同研究者のリスト作成上のルールを定めるべき時期がきているのであろう。『ナーシング・リサーチ』が創刊されたとき、看護研究は看護と看護師が生き残るために不可欠な道具であった。しかし、今では、看護研究の目的は看護ケアの改善、人々の苦しみの緩和、健康と幸福の増進へと、変わってきているのである[82]。ドーンズは次のように述べて、看護科学も看護科学者も社会の発展に合わせて、より現実的な態度で研究活動に臨まざるを得ない状況があることを、暗に認めている。

ケアリングを取り囲んでいる社会の複雑なイデオロギーを、よくよく検討してみると、われわれは近代看護の古典的・ロマンティック・ヴァージョンのうえで、ゆったりとたゆたっているわけにはゆかない(83)。

だが、看護研究が占めている地歩を国レベルからみると、確固たるものとは言えなかった。一九八六年、国立看護研究所設立計画は大統領の拒否権にあい、国立看護研究センター(84)に格下げされて発足した。強いアメリカの再現を目指すレーガン大統領のもとで、財政赤字とならんで、貿易赤字もいっそう膨らんでいた。こうした社会経済的流れを、『ナーシング・アウトルック』の編集者ルーシー・ケリー（Lucie S. Kelly）は、「保守主義者たちは規制緩和を主張し、医療費削減を決定した…不機嫌な目は政府の財源に頼る社会サービス、とりわけ、メディケアに向けられたのである」(85)と受けとめていた。看護規制緩和緊急型予算編成のなかで削減された社会福祉関連予算は、医療費の削減を招いていた。看護師の離職が相次ぎ、看護師の数は不足していた。低賃金が原因の一つであった。プラスティック・マネー——キャッシュ・カード——さえ流通する時代なのである。ケリーは看護師の低賃金に次のように抗議している。「市場経済の競争原理を言うのならば、必要とされている、望ましい働き手には、賃金が競争的レートで支払われてしかるべき」(86)ではないだろうか？　各地の病院はフィリピンなどから外国人看護師をリクルートして、看護師不足を補おうとしていた(87)。臨床看護がおかれているこうした状況を、ケリーは次のように評している。

病院では、より重症の患者たちを、より少ない数の看護師たちでケアしている…リンドン・ジョンソン大統領の楽観的な「偉大な社会」のもとで進められた、誰でも、少なくとも、ミニマム・ヘルスケアにアクセスできるというのは、幻想であったようだ。経費がかかりすぎるのだ(88)。

市場経済の競争原理が優先される社会と看護との関係を、『ナーシング・リサーチ』の編集者ドーンズは、「矛盾した隠喩《メタファー》」と表現している。社会は、看護という職業にケアの責任をしっかりと委託しているにもかかわらず、どうやら、看護の価値は認めたくないようだ。看護師不足、看護学部志願者数の減少、専門職としての認知を求めての終わりのない闘いが、それを示している(89)。また、さまざまな世論調査が示しているように、最近の若い女性たちは進路として看護を敬遠し、法律、医学、経済を選択している。「こういった分野のキャリアは富をもたらすだけではなく、威信があってかっこいいし、以前に比べてアクセスしやすくなっている」(90)からである。二十年ほど前までは、看護師を目指す学生たちのイメージは、注目を浴びたり、自律性を求めるというようなことは殆どしない、養い育む、控えめな人、であった。しかし、七〇年代末頃には、このような特性はもはや看護を志願する若者にも、既に看護師になっている女性たちのあいだにも、見られなくなっていた。

…従順、服従、遠慮がち、そしていつも熱心な働き者といった一八八〇年代の美徳は、今日では、もうほとんど信任されないのである(91)。

こうした変化は、おそらく若い女性の登場によって起きたのであろうと、ケリーはみていた。「彼らはフェミニズム運動で鋭敏になっている」[92]新しい人種なのである。また、メディアが流す看護師や看護学生のイメージにも、問題がある[93]。それはたいていの場合、性的対象か受け身の補助者である。看護師の現実の姿と世間に流布されるイメージとの大きなズレが、看護職集団の自尊心をいたく傷つけていた。こうしたステレオタイプなイメージを変えるために、看護師たちはテレビやラジオへの出演の機会を捉えて、看護のありのままの姿を―知性と充分な知識を兼ね備えた意思決定者であり、市民のヘルスケアに対する責任を担っている専門職であることを、社会へ伝える努力をつづけてきていたのである[94]。

彼らは女性が政治に参加し、新しい世界秩序の形成に、男性と共に責任をもって参加していく必要があることを強く認識し始めていた[95]。そして、ERAの批准を強く待ち望んでいた[96]。看護職の九十パーセントを占めているのは女性である。女性にたいする差別が社会的、経済的に、また高等教育の分野においても構造的に存在しているのが、アメリカ社会のまぎれもない現実である。だが、それが現実であるとしたら、ERAが批准されないかぎり、看護職はその持てる力を発揮する術がないではないか？　たとえERAの批准が新たな政治的・社会的葛藤の火種になることは、火を見るよりも明らかであるとしても、である[97]。一九八一年、サンドラ・オコンナーが女性として初めて連邦最高裁判事に就任している。しかし、ERAは結局批准されないまま、一九八二年に葬り去られた。

自律性が彼らの新しいモラル概念であった。そして、医療保険政策に看護の影響力を行使するために、意思決定能力を養うことが新しい目標となった[98]。彼らには、看護は抑圧されている集団であるという自覚が、はっきりと現れはじめていた。そして、それにたいして彼らは闘う意思を示していた。ドーンズは『ナーシング・リサーチ』に「このやりがいのある挑戦」と題した巻頭言を掲げて、次のように述べている。

われわれはケアする義務を負っているから、逆にケアされていないということを、自分たち自身にも他の人々にも、はっきり示さなければならない。われわれはこの看護の仕事に高い価値をおいているからこそ、そうするのである[99]。

彼らは、力と影響力は草の根から生まれてくるに違いないと確信していた[100]。今まで、看護はフェミニズムの波からは遠い位置にあった[101]。実際、八〇年代初頭まで、『ナーシング・リサーチ』と『ナーシング・アウトルック』の巻頭言には、フェミニズムにたいする直截的《ちょくせつてき》な見解や批判はほとんど登場していない。一九八一年十一月、『ナーシング・アウトルック』の編集者マッカーシーが、女性が政治へ参加する必要性を強調するベティ・フリーダンへのインタヴューを紹介しているのが、希有な例である[102]。看護科学者たちには、女性や看護師を抑圧された者として位置づけることに、躊躇《ためらい》があった。抑圧された状態というのは、弱さだけでなく、そういった状態を無抵抗に受け容れてしまっている状態を示しているように思えるからである[103]。看護科学者たちがこうした感情を抱く裏には、それ相応の理由があったと見るべきである。第二次世界大戦後のアメリカ社会が女性に求めたのは、家庭で夫を支え、子供の養育に専心する伝統的な共和国の母親役割への回帰であった。女性のアイデンティティは貞淑で従順な妻であり母親である者、献身的な恋人、優しい娘のなかに固定された。しかし、一部の女性たちのなかに、職場にとどまり、大学教育を受けて自己の能力をさらに開発する道を選んだ女性たちがいた。こうした一群の女性たちのなかに後の看護科学者たちがいたことは、この時期に大学と大学院を修了している彼らの経歴から推し量ることができるであろう。

看護科学者たちがフェミニズムにたいして冷淡であったと考えるのは、見当違いであろう。看護科学者たちはアンチ・フェミニズムでもなければ、共和国の母親を理想的枠組みとする伝統的女性役割の賛美者でもない。彼らは女性であるまえに、職業に従事することをとおして、人間としての自己実現を求めた、自覚的で先駆的な女性たちであったとみるほうが、自然である。彼らは職業を選びとり、選びとった職業の専門性を開拓していくために、高等教育プログラムで研究者としての訓錬を重ね、そしてその職業の本質と機能とを理論化し、新たな分野の知識を開発してきたのである。彼らが看護師として社会化された時代、学問や科学の世界は未だ男性が占有する領域であった。女性が容易に入っていくことのできない世界であった(104)。看護を科学にしようとする運動は、いってみれば職業の性転換をはかるにも等しい無謀な企みである。実際、グランド理論構築時期の理論家たちが目指した「理論」の理想的モデルや、「科学」の意味、借用理論の是非をめぐる議論は、男性社会としてのアカデミズムへの参入資格を、何とかして獲得しようと、苦心惨憺している新参者の姿を彷彿《ほうふつ》とさせる。ナイチンゲールは女性の能力を開発するための最適の分野として、看護を活用したという点において、最も鋭い洞察力をもった先駆的フェミニストであった。同様に、看護理論家たちは時代に先駆けた自立した女性として、女性の能力開発の実践者であったとみることができる。理論家たちが少女期から青年期を過ごしたのは、世間が本当に女らしい女はキャリアや高等教育や政治的諸権利─つまり自立したり、ひと昔前の女権論者たちが求めたような、男性と同等の政治的権利を追求したりはしないものだと考えていた時代[105]であることを、考慮にいれておかなければならないであろう。五〇年代の「豊かな社会」に暮らす経済的に安定した白人中産階級の女性たちの、一見幸せそうに見えるが、主婦としての生活に潜む「得体の知れない悩み」や不安に苦しんでいる姿は、フリーダンが *The Feminine Mystique* で活写したとおりであっただろう。

フェミニズムに対する控えめな態度にもかかわらず、それが看護科学者たちに、「男性優位の医療システムにおいて、意思決定権をもたない看護職がおかれている立場と無力さ」[106]を直視する勇気と力を与えたことは明らかであった。看護科学はその構成員のほとんどが女性である。それゆえ、この世界は力のヒエラルキーを形成している組織ではないと考えるのは、全くの見当違いである。看護職は医療という巨大組織の一部を占める下部組織にすぎない。医療チームとはいえ、そのチームには医師と「その他のパラメディカル」─後にコ・メディカルと呼ばれるようになったとはいえ─と一括して呼ばれる非医師グループの医療職が存在するだけである。パラメディカルは、治療と経営に関する意思決定権を掌握した権力機構の中心に位置している医師からみれば、自分の指示のもとに治療の介助をする者として、「周縁《パラ》」にいる者に過ぎないのである。そのうえ、伝統的に医師の殆どは男性であり、看護師の殆どは女性であるという関係のもとにある。看護科学者たちが自らのおかれている立場を、医療組織において意思決定権を握っている医師と、それをもたない看護師とのあいだの、支配と被支配という権力関係に加え、男性と女性という社会文化的権力関係がのしかかった、二重の抑圧構造のもとにからめとられている状況として捉えたとしても、なんら不思議ではないだろう。

この時期、学位を既に取得して看護教育に携わっている、高給取りの看護科学者たち自身の、社会的地位にたいする自己評価が高かったとはけっして言えない。もしも、今日、新たに職業選択をするとすれば？　と問われて、やはり看護職を選択したいと答えた者は二人に一人にすぎず、他の半数は医学か、ビジネスか、法律を選びたいという。「彼らは、自分を第二級の市民としか見ていなかった」(107)のである。しかし、彼らの認識は数年のうちに明らかに変化してきていた。女性と看護職は、「貧困者、少数民族《エスニックマイノリティ》、高齢者、そしていうまでもなく患者たち」と同じ抑圧された集団であるという自覚と、権力をもたない者たちと連帯して、こうした抑圧と闘うのだという確固とした意思が、この時期に表に現れ始めていた(108)。今は、はっきりと言わねばならない、とケリーは述べている。

> われわれがおかれてきた状態は―それをどのように呼ぶかは、別としても―明らかに逆境であった、看護は苦境に耐えてきたのだ(109)。

闘いは、上からおろされてきた政策を受け容れるのではなく、看護職のほうから医療政策に影響力を及ぼしていく方向へと、つまり、自身の態度を、待ちの姿勢から自ら働きかける方向へと、転換するところから進展していくはずである。そのために必要なのは、意思決定能力である(110)。一九八五年は女性の平等・発展・平和の理念と世界行動計画の目標達成を目指した「国連婦人の十年」の最終年であった。

科学的理論に潜む性差別

性差別は科学的理論のなかにも存在していた。科学の客観性は性差からの中立性を保証しているはずであった。しかし、女性科学者たちは、客観的で価値中立的であるはずの科学的理論が、男性性のイメージの枠内で収集されたデータから導きだされ、ジェンダー・バイアスによって歪められていることを、見抜きはじめていた。今まで道徳性や正義感の発達において、女性は男性と比べて劣るとされてきた。しかし、キャロル・ギリガン（Carol Gilligan）は、道徳上のディレンマに陥ったとき、子供たち（男の子だけではなく、女の子も、男の子も）がとる行動の差異を明らかにすることをとおして、今まで定説として心理学の教科書のページを埋めてきた発達理論は、男性科学者のもつ男性性のイメージをとおして、男性サンプルから収集されたデータに基づいて組み立てられた、男性中心理論にすぎないことを、一九八二年に上梓した *In a Different Voice*（『もうひとつの声』）に収めた三つの研究をとおして見抜いていた(11)。

ギリガンは、こうした男性中心理論の出現は、ジグムント・フロイトがエディプス・コンプレックスのなかに自らの生存の正当な根拠を見出し、社会的成熟へと進んでいく男の子の経験を手がかりに発達理論を構成してきた、二十世紀初頭にまで遡ることができると述べている。ギリガンの批判の鉾先はジョージ・ミード（George H. Mead）の社会的自我論にも、ピアジェの発達理論にも、エリクソンの自己同一性とライフサイクル理論にも、ローレンス・コールバーグ（Lawrence Kohlberg）にも向けられている。彼らは、看護のグランド理論世代に大きな影響を与えてきた科学者たちである。ピアジェは、子供はゲーム遊びをとおして他者の役割をとることを学び、どのようにしてルールができ、また、変更されるかということを理解し、ルールを尊重することを学びとっていき、そのようにして子供の道徳観が発達していくのだという。ところが、男の子が少年期をとおしてルールのもつ合法的な入念性と、摩擦が生じたときに上手く適応していくための公正な手続性に、しだいに魅了されていくのにたいして、ルールにたいして、より「実利的」な態度をもっている女の子は、ルールにたいしてより寛大で、例外を設けやすく、簡単に調整をつけて新しいルールを作りあげてしまう。だから、女の子は男の子よりも道徳性の発達が遙かに低いのだと言われているのだが(112)、それは違うとギリガンは言う。

道徳性の発達における男の子と女の子の差異は優劣差ではなく、男性と女性のあいだに存在する、本質的な社会的経験や存在様式の差異に他ならない。男性にとって道徳上の義務は、「他者の権利を尊重することへの命令であり、そのため、(他者の)権利と自己充足に割って入ることは厳に慎むべきこと」(113)として現れる。これにたいして、女性にとっての道徳上の義務は、ケアと「この世に実在しており、実際にそれと認識できる困難」を見分けてケアし、それを軽減する責任を引き受けることへの命令として、現れる。ギリガンは前者を「権利の倫理」と呼び、後者を「ケアの倫理」と呼んでいる。そして、「ケアの倫理」がけっして「権利の倫理」に劣るものではないことを実証するために、面接法を用いた三つの研究を行っている。

“The college student study”でギリガンがその声に深く耳を傾けたのは、道徳と政治コースを選択している二十五人(うち十六人は女性)の男女大学生である。“The abortion decision study”では、二十九十五歳から三十三歳までの、妊娠中絶を決断するかどうかの選択を迫られている時期にある、二十九人の女性たちである。これら二つの研究の焦点は、人生で最も困難な選択を迫られた際に経験した道徳上の葛藤と自己同一性である[114]。さらに、これら二つの研究結果から導き出された仮説を検証するために行った第三の研究、"The rights and responsibilities study"で、ギリガンは、年齢、知的能力、教育水準、職業、社会階層が互いにつり合う、六歳から六十歳までの男性と女性を、合計一四四人抽出して比較している。

ギリガンはコールバーグの研究サンプルのなかに「女性が一人も含まれていない」[115]ことに大きな疑問を抱いている。コールバーグは八十四人の男子だけを二十年間追跡調査して、その結果を道徳性の六つの発達段階として一般化しているという。サンプルに「女性が一人も含まれていない」研究の結果に基づいて、女性は道徳性の発達において男性よりも劣るといえるだろうか？　ギリガンは自らが行った三つの研究結果から、女性は道徳性の発達において男性よりも劣るのではなく、男性の道徳性が「権利の倫理」を中心に発達するのにたいして、女性の道徳性は「ケアと責任の倫理」を中心に発達していくのだと結論づけている。

女性は他者との親密性と他者を気にかける（care）ことをとおして、自己同一性を確認する[116]のである。平等と公正を前提にして成立する「権利の倫理」が、自己の主張と他者の主張とのあいだのバランスをとろうとする互敬の発見であるのにたいして、「ケアと責任の倫理」は他者への思いやり（compassion）とケアにつながっていく、すなわち「理解する」ことのうえに成り立っている[117]。女性たちは、初めはひたすら自分自身の生存にのみ関心を払っているが、人生の決定的な選択を迫られるような危機的体験をとおして、真の自己を発見し、他者への責任と、何が真実であるかを明確に自覚し始める。女性の道徳性の発達においてその成熟度を示すのは、ケアの絶対性であるが、それは、初めのうちは、単純に「他者を傷つけないこと」として理解されているにすぎない。しかし、やがてケアは人間性の統合にとって必要なものとして、より複雑な認識のもとにおかれるようになってくると、ケアのもつ意味は関係性の理解の変化とともにいっそう深化され、成熟した道徳性として現れてくるのである(118)。

こうした一連の研究で最も重要なのは、ギリガンが女性の道徳性の発達について、どのような結論を導き出したかということ以上に、ギリガンは、なぜ、このような研究を行うに至ったのかということである。その理由は、先にみたように、心理学が人間の行動や人間の成長発達過程として一般化してきた諸理論は、客観的でもなければ価値中立的でもない、女性の存在を完全に消し去った、男性のみによって代表された人間についての科学的知識であったからに他ならない。なぜ、そうなったのか？男性とともに人間を代表しているはずの者としての女性の声は、男性優位社会の価値観が支配するなかで、沈黙の底に深く沈められ、自分の声で自分の経験を語ることには少なからざる困難がともなってきた(119)。また、初期の心理学者たちは、人間行動において男性と女性のあいだに性差が存在することに、気づいてはいた。しかし、「より優れている」とか、「より劣っている」という言葉を用いないで差異を表現することは難しい。そのうえ、測定に用いられるのも、往々にして、男性の観点から解釈したデータというバイアスにのっかって構成された単一の尺度である。自ずから、研究が男性の行動は「正常」であり、女性のそれは「正常から逸脱している」という結論に導かれていったのだと、ギリガンはみている。

道徳性の発達において、男性科学者たちが女性の道徳性の弱点とみなした、判断を躊躇《ためら》うという特徴は、他者のニーズを敏感に感知して、ケアの責任を引き受けようとする、すなわち「責任の倫理」の側からみれば、むしろ女性の道徳性の強みに他ならないのである(120)。経済行動中心に編成されてきた男性優位社会において、人間が他者をケアするという責任を引き受けることは、母親、主婦、娘である者が当然引き受けるべき家事の一部分として、男性のライフサイクルのなかへ取り込まれ、その価値は当然受けるべき評価よりも低く位置づけられてきたのではないか(121)。男性と女性のあいだには差異がある。しかし、その差異は遺伝子によって種生得的に決定されたものではなく、社会化の産物に他ならない。これが三つの研究結果からギリガンが到達した結論であった(122)。

ギリガンの三つの研究結果が示していたのは、看護科学が信頼し、追随してきた科学の欺瞞性であった。看護科学に概念枠組みと研究方法を提供してきた先進諸科学、とりわけ発達心理学は、フロイトにしろ、ピアジェにしろ、エリクソンにしろ、コールバーグにしろ、男性バイアスのかかったデータから導き出された理論である。女性の立場からみれば、科学的客観性や価値中立性が担保されているとは、けっして言えないのである。

看護研究は成熟してきた、もはや借用する段階ではない

一九八九年、『ナーシング・リサーチ』の編集者ドーンズは、一部の看護研究は成熟の段階に入った、もはや、他の分野から概念や測定道具を借用する段階ではないと、次のように明言していた。

この過程で、われわれが目にしてきたこと、そして、今、目にしているのは、看護の一部の研究分野の成熟である。われわれの研究者はもはや自分が研究したい問題に、不適切なフィットの仕方をしている概念や測定道具を利用したり、借用しようなどとは望んでいない。自分が記述しようとしている事柄を「多かれ少なかれ」推定して、便利な道具をつかみとってくることは、もはや許されないことである(123)。

彼女が取り上げているのは、ここ数年来多くの看護研究者たちが進めてきた、ソーシャル・サポートについての研究である。ソーシャル・サポートはもともと心理学分野の概念である。しかし、十年以上もまえから、看護科学者たちは自分たちが研究したいと思っている母集団の必要に合わせて、測定尺度を工夫してきたのである(124)。他の分野から概念や理論を借用することについて、四年前、これからはわれわれの目的によく合わせて、適切な知識に狙いをつけて選択していこうと述べたときに見られた微かな逡巡《ためらい》は、もう消えていた。彼らは看護科学の現状を、それが一部分ではあれ、成熟の段階に達したと確信していた。だが、質的研究方法をとる看護科学者からみれば、量的研究は焦点が余りに狭いために、こうした研究がいくら数多く行われようとも、それらがもたらす知見は、所詮、袋小路のように閉じられているように思える。看護研究にとって必要なことは、人間の体験の意味を理解することなのである(125)。一九八七年にパトリシア・マンホール（Patricial L. Munhall）が質的研究方法を看護科学の新しい方法として参考書にまとめ、*Nursing Research : A Qualitative Perspective* を上梓していた。看護研究方法の参考書のページを埋めているのは、数年前までのように、統計的処理と実験方法だけではなくなっていたのである。とはいえ、質的研究もまだ散発的であった(126)。

看護理論に限ってみると、八〇年代中頃の段階で、それはまだ成熟といえる域には達していないとみている人々もいた。パメラ・キッド（Pamela Kidd）とアイリーン・モリソン（Eileen F. Morrison）は、経験論的研究、理論的文献、健康と病気に関する患者自身の体験と感情の記述、直観、そして個人的知識など、異なったタイプの知識が統合されて、初めて理論は成熟したといえるのだと述べている[127]。彼らは看護科学の最終到達点を、グランド理論と中範囲理論が統合され、直観も、個人的知識も含め、あらゆるタイプの知識がすべて研究過程のなかに総合化された状態のなかに見ているのである。開発が待たれた中範囲理論は、八〇年代末に二編が発表されただけであった[128]。看護の文脈に沿って人間の諸状況を理解していくためには、研究がもたらす数多くの知見のなかから共通性と差異を見つけだし、分類し、統合して、現実的な理論を構築してゆかなければならない。新たな課題が浮かび上がってきていた[129]。

第四章　新しいパラダイムを求めて――一九九〇～二〇〇一

今や、われわれは実践の基礎になる科学的基盤をもっている

九〇年代の中頃、看護科学者たちは、「われわれは実践の基礎になる、しっかりした科学的基盤をもっている。」(1)と確信し始めている。一九九五年、『ナーシング・アウトルック』の編集者キャロル・アンダーソン（Carol A. Anderson）は次のように述べている。

> よく開発された学術的、かつ科学的な基盤をもった専門職として、看護は最も古いしっかりと確立された諸科学に比べると未熟ではある。しかしながら、われわれは遙々と長い道のりを歩んできた。そして、今やわれわれが成し遂げてきたことを誇ることができる。…看護の学術的、かつ科学的基盤は過去数十年のあいだにしっかりと成長してきた…われわれは本領を発揮できるようになってきた(2)。

専門職業としての看護の科学的基盤を築くというのが、四十年前に理論構築と科学的研究に着手したときの、看護科学者たちの到達目標であった。彼らは「研究とは何か？」と問うところから出発したのであった。できるだけ早く資格のある研究者を育て、その数を増やすことが最初の課題であった。

生物科学の分野で訓練を受けた看護師たちが、自分で取り組んだ基礎研究を発表できるようになったとき、彼らは、それをわくわくするような歴史的出来事として、体験したのであった。しっかりと確立されている他の諸科学と肩を並べられる程度にまで成熟したとは言えないにしても、看護は、今や、よく発達した科学的基盤をもっているという自信と自己評価は、どこからきているのであろうか。嘗ては、多くの看護科学者たちが教育学や関連諸科学の分野で学位を取得してきた。しかし、今では、看護科学者たちは看護科学の分野で研究に取り組み、学位を得ている。看護科学の発展と看護研究者の育成とが、有機的な循環の輪を描いて回り始めているのである。看護科学の学術雑誌も三〇〇種に及んでいるし、その内容は臨床の話題から、研究、教育、政策、知識の開発、管理、ヘルスケアと多岐にわたっている。彼らは、

今、われわれ自身が、われわれ自身の主になってきたのである(3)。

と感じていた。

四十年間の努力の成果は、『ナーシング・リサーチ』へ投稿される論文の質の向上として結実してきている。投稿論文の不採用率が低下してきているのである(4)。また、掲載された論文のなかには、多くの変数をコンピューターで統計処理した洗練された研究や、メタ分析が含まれているし(5)、多くの研究者たちがデータ収集に面接法を用いるようにもなってきている(6)。しかし、個々の研究についてみると、問題が無いわけではない。多くの研究で心理的変数が用いられるようになってきた。その反

面、全人的存在として措定されているはずの患者から、身体が消え失せている。患者が体験している不安、抑鬱、ストレス状態などに臨床研究の焦点が当てられるのは当然であるとしても、環境と相互にエネルギーを交換し合っている患者の身体の、生物生理学的働きを無視して、果たして全人的存在といえるだろうか？　生物生理学的知識と社会心理学的知識を融合させていくことが、これからの課題の一つかもしれない(7)。理論的枠組みを欠いた研究もある。理論は「研究成果を科学全体の視野のなかに正しく位置づける力をもっている」わけであるから、得られた結果を理論的枠組みが導く変数のカテゴリーにそって組み立てることもせず、ばらばらに切り離して、ただ記述したからといって、その知見が一般化されるわけがない(8)と、編集者ドーンズは問題点を指摘している。文献検討にも工夫が必要である。文献によって先行研究を吟味する作業のなかから、既存の知識のなかに隠れている曖昧な結果や、整合性のない論理が見つかり、それが新たな研究の仮説につながっていくわけであるから(9)、最新の論文を精選して熟読玩味しなければならない。論文のスタイルと記述方法についてみると、図表作成や論文執筆上の基本的ルールが十分に踏まえられていない論文が散見される。図表を用いて、注意深く、簡潔に纏める必要がある。APA（American Psychological Association）の論文作成マニュアルを参照すれば、こういった基本的技術は習得できるはずなのだがと、ドーンズは編集者の立場から苦言を呈している(10)。さらに、研究成果が果たして実践に活かされたのかどうか、国の医療保険政策やシステムに現実的な影響を与えたのかどうか、その点も疑問である。看護科学者は看護に関しては権威者であるわけだが、そういった自覚をもって、研究成果を社会へ伝えていくことの大切さを認識している者は、まだ多くはなさそうだ(11)。

『ナーシング・リサーチ』の編集者が整理した、こうした課題が未解決のまま残されていたにもかかわらず、全体としてみれば、看護科学は成熟し、その地歩が固まってきていることは確かであった。

一九九二年、ドーンズは、看護科学は「認識論的落ち着き」とも言えるレベルに到達したようだと確信している(12)。テレビ番組が映し出す看護師のイメージからも、嘗てのステレオタイプなヴィクトリア朝的従順と貞節の影は消え、今日の実践現場での実像に近づいてきていた。現実に、看護師たちは非常に難しい、緊急を要する判断を、科学的知識に基づいて行っているのである(13)。

この時点で、看護科学には二つのパラダイム—量的パラダイムと質的パラダイム—が拮抗《きっこう》し始めていたといえる。四十年前、彼らにはコミットメントできる自前のパラダイムがなかった。他の分野から借用してくること、それが、彼らの採りうる唯一の方途であった。量的パラダイムは、彼らが隣接する先進諸科学から概念と論理実証主義的科学の方法を借用して看護に当てはめ、懸命に理論を構築し、研究を進めてきた結果、そこにでき上がっていたパラダイムである。量的パラダイムと質的パラダイムが並行して存在し始めているということは、後から登場してきたパラダイムは、先に在ったパラダイムのなかで営まれてきた研究活動が一定の成果を蓄積し、看護科学における正常科学とでも言えるものを、この時点で既に形成していたことを示していると言えるだろう。クーンは、発展した科学においては、対立する学派が存在しないか、存在しても比較的少ないと述べている(14)。しかし、パラダイムの移行期には、旧いパラダイムは新しいパラダイムへきっぱりと席を譲るわけではなく、両者が混然として並存している。パラダイムというものが、ある集団の成員が共通にもつ信念、価値、テクニックなどの全体的構成を示している(15)ものである以上、それぞれのパラダイムのもとで研究を進めるということは、異なった規準をもつ別々の世界で働くようなものである。それゆえ、パラダイムの転換はすべて一度に起こるか、全く起こらないかのいずれかであるが、実際には新しいパラダイムは、旧いパラダイムの頑固な抵抗に遭うのだと、クーンは述べている。コペルニクスの地動説も、ニュートンの『プリンキピア』も、ダーウィンの『種の起源』もそうであった(16)。

この時点で、彼らは過去四十年間の努力の結果到達した看護科学の「認識論的落ち着き」を評価する一方で、これからの看護科学が進んで行く方向を、「認識論的落ち着き」と安定性とは逆の、変化と多様性のなかに見ていた(17)ようだ。嘗て、彼らが科学者として社会化されてきたとき、看護やヘルスケアは「何もかも、その中にきちんと収めることができる小さな箱のようなモデル」の上に構築できると教わってきた。だが、彼らは現在の政治社会的改革と変化の激しい潮流のもとでは、そのような「小さな箱モデル」がもはや機能しなくなっていることに気づいていた(18)。社会の文化的多元化は、メディアだけが取り上げている理論上の現象ではなかった。日常生活のそこここで体験される、現実の出来事であった。彼らも、それを私生活と仕事のなかで、日常的に実感していた。そして、「これからの新しいヘルスケアにおいては、多様な文化と、そこでの多様な経験に高い価値がおかれなければならないし、多様な背景をもった人々が、一人ひとり、皆尊敬されなければならない」(19)のだと自覚していた。看護理論とは何かという問題について、自らも、七〇年代の初頭から発言し続けてきたペギー・チン（Peggy L. Chinn）は、一九九三年、『ナーシング・アウトルック』の巻頭言で「小さな箱モデル」が陥っている機能不全状態について、次のように述べている。

われわれが、もし本当の変革を求めるのならば、もはや古い箱の内容を単に入れ替えるだけでは済まないだろう。箱を完全に解体して、新しい「キャリア」を理解し、一緒に行動していく道を見つける必要がある…これらの古い箱は、長い間携えてきたので、もう古びてしまった(20)。

旧来の看護理論は、この時期、もう疲弊《ひへい》してしまっていたのである。

看護科学者としての自我の確立

重要なことは、こうした言説は看護科学の成熟のみならず、看護科学者たち自身の自我の確立を示しているに相違ないということである。看護は人類の起源とともに古くからあったという言葉は、人口に膾炙《かいしゃ》してきている。しかし、歴史のなかの看護は自らの観察に基づいた判断と方法をもった職業であったとは言えない。もともと看護科学者集団を支配していたのは、看護を科学として認知してほしいという欲求ではなく、看護を社会的に不可欠有用な、自己決定できる独自の活動領域をもっている専門職業として認知してほしいという欲求であった。看護理論家たちにとって、科学としての看護の構築は、あくまで、そのために整備されなければならない必要条件の一つにすぎなかったはずである。目標は善き看護実践にあったし、現時点でもそれに変わりがないことは、グランド理論世代に属する看護科学界のリーダーたちが、教育をとおして、看護の伝統的な職業倫理観を新しい世代へ継承していこうとしている態度のなかにみてとれるのである。

看護を志して新しく大学へ入学してくる世代は、その民族、教育的背景、総合的な適性、関心、必要性のいずれにおいても多様であるばかりでなく、ヴェトナム戦争後に成長してきた世代である。自分の考えをもっており、自分で判断する心地よさを知っている世代である。二〇〇一年、『ナーシング・アウトルック』の編集者アンダーソンはそれを率直に認めたうえで、次のように述べている。

それにもかかわらず、新しい世代は良質の教育をとおして、専門職業の環境のなかで、長い伝統をもつ看護の規範、価値観、態度、行動に向けて社会化されてゆかなければならない。

現在は、政府や権威にたいする不信の時代である。人々は正しいことをすれば報われ、懸命に責任をもって働けば、仕事の安全は確保されるという考えに信頼を失っている…看護はそれが誰であろうと、その人が何を信じていようと、そうしたことには関わりなくすべての個人にたいして寛容であり、尊敬し、尊厳をもって関わっていくという実践原理と長い伝統をもっている(21)。

旧世代は、なぜ、長い伝統をもつ看護の規範、価値観、態度、行動様式を、新しい世代へ継承してゆこうとしているのであろうか？　なぜ、古い倫理観を捨て去り、新しいパラダイムに合った職業倫理観を、新世代の手で打ち立てさせようとしないのであろうか？　答への手がかりは、ギリガンの考える、女性に本来的な価値観の固有性のなかに見つけることができるかもしれない。女性の道徳観の発達について、男性のそれとの根本的な差異を、ギリガンは男性への社会的従属関係のなかにではなく、女性が本来的にもっている道徳的関心の本質のなかにみていた。他者がもっている必要を敏感に感じとり、それを世話しなければという責任感、すなわち他者への気遣いと他者への責任感によって特徴づけられているのが、女性本来の道徳観である[22]。女性の道徳観の根源が他者にたいする「気遣いと責任」にあるとすれば、それは他者あるいは何ものかを「判別する」ことにその特徴をおく男性の道徳観とは、自ずから差異がある。この差異は理論的学習によって短期間に埋められるような類の差異ではない。

他者への気遣いと責任。看護の働きがまさにここにあるとすれば、それはとりもなおさず人間としての女性の本質、言い換えれば自我そのものと重なり合っているといえるだろう。旧世代が、新しい世代は自分たちとは異なる世界観のなかで育ってきた世代であることを敏感に感じとりながら、なおかつ、伝統的な看護の職業倫理で彼らを社会化する必要性があると認識しているのは、新しいじゃじゃ馬世代を年長の女性の優しさで手なずけるためではなく、看護が多元的文化社会における専門職として、他者への気遣いと責任を、実践をとおして果たしていくところに、それ本来の役割と社会的意義があることを、新しい世代に伝えるためではないだろうか。看護は社会のニーズの変化に沿って変わってゆかなければならないと言うのが、彼らの基本的スタンスである。それは、『ナーシング・リサーチ』の次のような巻頭言にみてとることができる。

ヘルスケアが変われば、看護も、また、変わらなければならないということを強調しておかなければならないだろう。看護の専門職は、多様なヘルスケアの場で、患者ケアの提供・調整・監督の役割においてリーダーシップをとる能力が養われ、それに必要な技術が身につくように教育されてゆかねばならない[23]。

多様なニーズをもった変化の激しい社会であっても、そこで伝統的な看護の職業倫理を擁護し、それを次世代へ伝承していこうとする看護科学者たちの態度は、「選択の根拠となる基盤的な真理」[24]がただ一つではない社会において、看護する行為を自らの職業として選びとるということが―すなわち、他者と生を共にしていく行為もそれを支える知識も、究極のところ価値の問題と切り離せないのだということを示しているように思われる。

女性が自らの知の方法をつくり上げていくことは、とりもなおさず、心の奥底深く、沈黙のうちに閉じ込められていた自分自身の声を取り戻し、女性としての自我を確立して、精神的成長を遂げていくことにほかならないことは、すでにマリー・ベレンキー（Mary F. Belenky）とブリス・クリンキー（Blythe M. Clinchy）、ナンシー・ゴールドバーガー（Nancy R. Goldberger）、ジル・タルレ（Jill M. Tarule）が、一三五人の女性への面接調査によって明らかにしている[25]。初め、「沈黙知」の段階にある女性は、自分自身について記述できない。しかし、やがて他者の言葉に耳を傾けるようになると、女性は初めて自分が学習者であることを知り始める。こうした「受け身の知識」の段階で用いられるのは、正しいか間違っているか、真か偽か、善いことか悪いことか、白か黒かという二者択一的思考であり、答はどちらか一つしかない[26]。しかし、こうした知の方法で自らの能力を高めた女性は、やがて「主観的知識」の段階へと進んで、自分自身の考えを持ち始める。すると、今までさほどにも思われなかった生活のあらゆる部分に、新しい意味が発見され始める。こうした段階にある女性たちにとって、真偽の判断をなすのは、自分がそれに満足できるかどうか、自分にとってそれが気持ち良いかどうかという直観的感情であり[27]、自分自身の経験をとおして得た知識は、他者から見れば客観性を欠いていようとも、非常に高い価値をもっている。けれども、この段階では、女性たちは自分自身がもっている本当の能力に、未だ気づかずにいる。そのため、自分の経験を一般化して他者に伝えるということができないでいる[28]。だが、同じ「主観的知識」の段階であっても、自己を他者との関係のなかで客観視することを覚えてくると、女性は今までの自分の在りように疑いをもち始め、今までの自分から訣別しようとする。自分自身の声をもち始め、自分自身の目で世界を見つめ始めるのである[29]。そして、より体系化された「手続き型（手順）知識」の段階へと踏み出していく。技術的ノウ・ハウの世界である。「手続き型（手順）知識」を特徴づけているのは、理性的な「ものの見方」という観念であるとベレンキーらは述べている。「手続き型（手順）知識」の段階にある女性は、人は皆それぞれに異なったものの見方と、異なった考えをもっているのだと認識しており、その関心は人々の思考対象によりも、むしろ思考方法に向けられている。つまり、彼らは極めて現実的で、プラグマティックな問題解決型思考者なのだという。

同じ「手続き型（手順）知識」の段階にあっても、知識の主体としての自己をいっそう客観視するようになってくると、女性は思考対象との間に用心深い距離をとり始める[30]。しかし、ギリガンが既に指摘していたように、距離のとり方には二つの型がある。一つは、自己を思考対象から厳密に分離した地点におき、感情や個人的信条を一切捨象して対象の意味づけを行う分離型知識の方法である。他の一つは、自己を思考対象の上に投影し、思考対象と結びつけて対象の意味づけを行う、結合型知識の方法である。だが、いずれの方法であろうと、この段階にある女性が語る言葉は自分自身の言葉ではなく、依然として、より大きな権威や他者が使っている言葉からの借用や模倣にすぎない。けれども、この段階は次の段階への進展を準備するうえで、大きな必然性をもっている。女性が論理的で客観的な思考を獲得するのは、「手続き型（手順）知識」の段階を経るからであり、それによって自己制御感覚と競争能力が身についてくる。こうした段階を経て、初めて、女性は自分自身の「内なる声」を統合し、それを自分自身の洗練された言葉で語り始めるのである。それが次にくる「知識の構成段階」である(31)。この段階は、直観的に感得し、自分には重要だと思われた知識を、他者から学んだ知識と統合しようとすることによって、自己を矯正しようと努めるところから始まっていく。そして、合理的な思考も情緒的な思考も、客観的な思考も主観的な思考も、すべてが綯《な》い合わされると同時に、自己と世界を見る新しい見方が生まれてくる。「知識の構成段階」へと昇りつつある女性にとって、「内なる声」が存在していないわけではないし、自己に対する疑問が生じないわけでもない。しかし、こうした段階にある女性は、内的矛盾や多義性に対して強い耐性を備えており、葛藤を避けようとして自己を否定したり、自己を抑圧するようなことは、もはやしないのである。あらゆる知識が構成され、知識の主体と客体は融合されてくる。そして、真理というものは、事物をどのように考えるかという文脈の問題にすぎない位置におかれてくるのである。また、理論というものも、真理と言うよりは経験に近づくためのモデルになってくるのである(32)。

女性の知の発達に関するベレンキーらのこうした見解に基づいて、パメラ・キッド（Pamela Kidd）とアイリーン・モリソン（Eileen F. Morrison）は、彼らの論文が発表された一九八八年時点の看護科学の状況を、「手続き型（手順）知識」の段階にあると位置づけ、将来到来するはずの「知識の構成段階」を、直観、合理的推論、個人的知識など、異なるタイプの知識が統合された状態のなかに想定している[33]。しかし、看護科学者たちの自我の成熟を示す証拠は、キッドとモリソンのいう知識の統合状態へ、この時期の看護科学が殆ど到達しかかっていたという点にではなく、看護科学者たちが、長い伝統をもつ看護の規範、価値観、態度、行動を、新しい時代には合わない旧弊な職業倫理として廃棄するのではなく、むしろ、前にみたように、専門職業教育のなかで、新しい世代へ伝承していこうとしている点にある。ギリガンは、女性が自らの「内なる声」に耳を傾け、自らの存在を探し始めると、その作業は実在するものの本質や、真とは何かといった抽象的、哲学的思索という形ではなく、自分には何ができるか？　自分はどのような責任を果たすことができるか？　という、個人的で実利的な問いを立てることによって進められるようになるという[34]。看護科学者たちは、この時期、既に専門職としての自分探しを終え、長い伝統がつくり上げてきた看護の規範、価値観、態度、行動を次世代へ継承していく準備を整えていたのだといえるであろう。

ビジネス化されたヘルスケア文化のなかで

九〇年代の前半、看護科学者たちが感じとっていた時代の雰囲気には、希望と混乱、期待と絶望が入り交じっていた。一九九二年の大統領選挙の争点は、国家財政と貿易収支の双子の赤字や不況などの経済問題に比重がおかれていた。民主党の大統領候補者ビル・クリントン（William J. Clinton）は、選挙運動中、この国のヘルスケア・システムの改善を強く訴えていた。アメリカ合衆国は先進諸国のなかで国民皆保険制度をもたない唯一の国である。勤労者階級の多数がどの健康保険にも全く加入していなかった。家族の誰かが病気になれば、家計はたちまち破綻に瀕しかねない状態におかれていた。大統領に就任したクリントンは大統領夫人ヒラリーを委員長に据えて、直ちに「国家ヘルスケアリフォーム委員会」（Task Force on National Health Care Reform）を立ち上げ、すべてのアメリカ市民にユニバーサル・ヘルスケアを提供するためのプロジェクトに着手していた。看護科学者たちは、九〇年代を「ヘスルケア・システムと高等教育機関における大きな構造改革の時代として歴史に刻まれるはずである」[35]と期待をよせていた。事実、国立看護研究センター（NCNR at NIH）が国立看護研究所（NINR at NIH）へ格上げされた。それは国家レベルでの看護教育と看護研究の地位の向上を象徴しているように思われた[36]。それと共に、大学レベルでの看護研究の強化が、専門職としての看護の将来を約束しているように思われた。

しかし、クリントン政権のもとで、高等教育の再編が進行し、多くの大学が組織改革と予算縮小に直面していた。時間的余裕も、研究をサポートしてくれる人的資源も、図書館サービスも切りつめられ、研究環境は悪化していた。大学といえども、強化された市場原理政策のもとで生き残るためには、高い生産性をあげ、競争に勝たなければならない。経済界との間に形成された強いつながりと、大きな社会的影響力や経済力をもつ卒業生たちのネットワークをもっている分野は、外部資金を導入することもできる。しかし、女性科学者が多くを占める分野は、大学改革の波に乗れそうにもない[37]。アカデミズムの世界で、持てる者と、持たざる者の間に格差が生じてきていた。一方で、看護の大学院は「劇的に」増加してきていた。一九八一年には一四〇大学であったものが、一九九一年には二三一大学に大学院が設置されていた。プライマリー・ヘルスケアにたずさわる上級実践看護師には大学院修了資格が必要とされるわけであるから、こうした大学院の増加を看護の専門職化の進展とみる向きもある[38]。だが、問題はこうした大学院での教育の質である。新設された大学院のなかには、研究主体の総合大学に設置された課程もあれば、もともと大学院をもたなかった大学に新たに設置された課程もある。学部教育と大学院教育を兼任しなければならない看護学部の多くの教員たちが、教育と研究にどれほどのエネルギーを注げるだろう？　また、大学院生たちの多くは以前の学生とは異なり、フルタイムの仕事をもっているパートタイム学生である。そればかりではない。学生の多くは家庭をもっている。彼らが大学院での学習と研究に集中できるだろうか？[39]。新しい知識の創出を第一義的使命とするアカデミズムの世界で、看護科学者たちの競争力には限界がみえていた。

そのうえ、クリントン大統領のヘルスケア・プランは産業界、保守派、保険業界の強い抵抗にあって、結局、翌一九九四年に葬り去られてしまった。合衆国市民と永住権取得者はすべて、資格認定されたヘルスケア・プランに加入し、それに代わる保険を準備しない限り、ヘルスケア・プランからの脱退を認めないというクリントン・ヘルスケア・プランは、官僚主義的で患者の選択を制限してしまうというのが、主な反対理由であった[40]。この重要な医療保険制度の改革には、看護の姿が見えなかった。表向きの理由が何であれ、医療保険制度改革が医療費削減を目的としていることは明らかであった。それゆえ、この改革をめぐる議論には利害が重なり合う多くの領域から声がよせられていた。だが、どの議論も看護師や看護プラクティショナーの存在と役割には言及していなかった。『ナーシング・アウトルック』の編集者アンダーソンは、その事実に衝撃を受けている。入院期間を短縮して医療費削減に繋げていくうえで、地域でのプライマリーケア・サービスは大きな鍵を握っているが、今までその役割を担ってきたのは看護プラクティショナーである。しかし、地域でのプライマリーケア・サービスの担当者を増員する必要があるという議論は、いつの間にか、プライマリーケア・サービスを担当する医師の増員という議論にすり替わってしまっていた[41]。その一方で、患者の入院期間の短縮、ベッド数の削減、人件費抑制と繋がる医療現場の状況が、病院の看護部門に看護師の勤務体制の根本的な見直しを迫っているのである。レーガン政権時代、規制緩和政策のなかで医療費が削減されていったとき、そのしわ寄せが低賃金による看護師の相次ぐ離職となって現れたように、「第二次世界大戦以来、看護は（社会から）積極的な関心を向けられてこなかった」[42]のだ。いつの時代も、社会のなかで「看護師は人々の目に見えない存在であるようだ。」[43]

医療保険システムは急速に変化してゆきつつあった。二期目を目指すクリントン大統領の選挙キャンペーンからは、医療保険制度の改革は姿を消していた。代わって、クリントン・ヘルスケア・プランに猛反対した医療保険業界主導の改革が進行していた。医療保険ビジネスによる病院の買収、マネッジド・ケア[44]、競争、マーケット・シェア、これらが新しいヘルスケア・ビジネスで頻繁に使われるようになった言葉である。メディケアとメディケイドが縮小されていくことは、目に見えていた[45]。「アメリカ社会は、日々、殆どの市民が想像もできないようなレベルの暴力、心的外傷、病い、飢餓を経験している」[46]ように思われた。そして、医療システムにおいて、こうした改革から最も手痛い影響を受けているのは、病院の看護部門であった。看護師たちは、いつも、看護の役割はベッドサイドで直接的ケアをすることであると教えられてきた。だが、看護師の数が削減された状況のもとで、質の高い看護ケアをどのように提供し続けることができるだろう？　しかも、病院運営に関する意思決定に看護部門が参画する機会は、ますます減ってきているのである。また、早期退院が患者の家族に経済的・精神的に重い負担を課しているのは明らかであった(47)。そして、こうした変化そのものが、看護職のあいだに不安と無力感をかもしだしていた(48)。

しかし、二十年前、ニクソン政権の下で看護教育関連予算が大幅に削減され、彼らが大きな痛手を蒙ったときとは違って、今では、彼らに「われわれは次第にビジネス指向型に傾いていく社会に暮らしているのである。」(49)と冷静に現実を見つめる力が備わっていた。看護のアイデンティティも堅持されていた。市民の健康の向上と安寧、専門職として熟練したノウ・ハウを駆使して貢献してきた実績が、将来にたいする彼らの見通しを楽観的にしていたといえる。ビジネス指向型社会が考える健康というのは、早期予防を目指して効果的治療薬を大量に投与し、医療費を高騰させることかもしれない。疾病の早期予防が、疑いもなく、長寿を実現してきた。その結果、その長寿が医療費高騰の一因になるという、逆説的結果を生み出してきている。だが、看護が考える疾病の予防というのは、どれだけの経済的効果をあげるかということではないとアンダーソンは述べている。「予防というのは、患者の生活の質を向上させることである。そして、向上した生活の質自体が効果なのである。」(50)とはいえ、ヘルスケアのビジネス化が避けられない潮流である以上、看護も「これまでとは異なったヘルスケア文化に対応していくために、準備する必要」があるだろう(51)と、『ナーシング・アウトルック』の編集者アンダーソンは次のように述べている。

ヘルスケア改革は、事をどのように進めていくかということについて、われわれも考えなければならないことを意味している。われわれは新しい眼鏡にかけ替えて、世界を見なければならない[52]。

これが、今まで看護の専門職化を目指してきた看護が、これからも専門職であり続けるためにとるべき現実的で賢明な方策である。彼らには「看護も他の医療職も、全く新しい患者ケアの世界に入りつつあるのだ」[53]という明確な現実認識が備わっていた。新しいヘルスケア文化が看護師に求めているのは、沈黙を破ることであり[54]、今まで当たり前と思って見てきた現象を、消費者のニーズを中心に据えて、「新しい見方と、新しい考え方で」[55]再構築することである。変化を管理できるシステム思考と企画能力を身につけなければならないだろう[56]。この時点で彼らが設定した教育の新しい目標は、こうした激しい変革のなかにある医療システムにおいて、看護が他者に影響を与えられるようなリーダーシップをとる能力を養うことであった。そして、そうした能力を養うためになすべきことは、

大学院の修士課程では、学生たちに質の高い直接的看護ケアを与えることのできる技術と、ヘルスケア・システムのなかでリーダーシップをとる能力をつけさせることである。また、博士課程では、大学の教員としてやらなければならない全ての責任ある仕事、すなわち、教育、研究、社会的貢献のすべてに携われる能力をつけさせること…[57]

であろうと、アンダーソンは述べている。同時に、彼らが看護科学の目標としたのは、確固とした実証的成果に基づいて、実践内容と実践方法の変革を支える「善き科学であること」であった[58]。

われわれは新しいパラダイムを必要としている

一九九六年、『ナーシング・リサーチ』の編集者ドーンズは、「中範囲理論の成長が最も喜ばしい発展の一つである」と述べて、こうした理論がこれからの知識を生み出していくのであるし、検証可能な理論こそ看護実践の将来を担っているのだと、その役割に期待を寄せている(59)。パトリシア・リアー(Patricia Liehr)とマリー・スミス(Mary J. Smith)の検索によれば、八〇年代の末には二編にすぎなかった中範囲理論は、一九九六年には十二編に増えている(60)。しかし、看護科学の根本的な建て直しが必要であることは、誰の目にも明らかであった。伝統と権威の上にどっかりと腰を据えた看護の古い土台を改装し、看護のインフラを改善していく必要があった。こうした建て直しは今までの研究成果を活用し、新しい知識を開発することによって、可能になるはずである。彼らは研究によって新しい知識を開発していくことこそ、経費削減と規模縮小を余儀なくされた、マネッジド・ケア時代のヘルスケア環境のなかで、看護が、提供するケアの質(61)で競争に打ち克ち、生き残っていくためにとることのできる最善の道であろうと考えていた。ドーンズは次のように述べている。

> 利用可能な資源は限られている。コストへの関心は今までに例を見ないほど高い。こうしたことがケアの方法を劇的に変えてしまったのである。以前ならば退院はまだ無理と思われていたような重症患者が、ますます早く退院していくようになってきたために、伝統的な病院内でのケアは、次第に衰えてきている。重症患者のケアの責任が、看護師の直接目の届くところから、次第に家族へと移し替えられてきている(62)。

彼らは、十年前には想像もつかなかったほどの速さで、看護実践も看護科学も変わりつつあることを、はっきりと感じとっていた。

新しい知識の開発には、多様な状況に適用できる新しいケアモデルが必要である。思慮深い臨床テストや、ヘルスサービスと看護介入の成果の検証も必要になるであろう。さらに、医学、心理学、経済学の分野との学際的協力関係も不可欠である(63)。だが、それ以上に、今、必要なのは、看護科学の「伝統的な研究方法を超える」幅広い研究観である。患者が手助けを必要としている看護上の問題は、今までは、病院の療養環境のなかで解決されてきた。しかし、今、それは社会経済的格差、遺伝的要因、慢性疾患、加齢等を考慮に入れない限り、適切な解決には結びつかないのだと、彼らは認識していた(64)。複雑な現象も一つの独立変数で説明できると信じられてきた今までの研究方法は、もはや、古き良き時代の名残りにすぎないように思われた。『ナーシング・リサーチ』でも、多数の変数を扱った研究が珍しくなくなってきていると、編集者は新しい傾向の出現を認めていた。研究方法にさらに習熟し、コンピューターを利用すれば、健康現象は多数の変数で、より正確に説明できる時代なのである(65)。彼らは変革の激流のなかで生き残るために、看護実践の将来像を明確に描いて、目標指向的行動へと看護を導いてくれる新しい展望を、自らの力で切り拓く必要があることを認識していた。医療改革のなかでも、大学改革のなかでも、自分自身で自分を守らない限り、看護は誰からの庇護も期待できないのである(66)。新しい世界の見方が必須であった。『ナーシング・アウトルック』の編集者アンダーソンは次のように述べている。

組織や体制を変換していくうえで鍵になるのは、その組織の成員が自分たちの思考様式を変え、世界を異なった観点から見つめることができる能力である[67]。

一九九八年、『ナーシング・リサーチ』は新たな編集方針を打ち出し、テーマ別特集を初めて組んでいる。特集の焦点は弱者であった。少数民族《エスニックマイノリティ》や人種はこれまでの看護研究ではほとんど取り上げられてこなかったテーマである[68]。編集者はジャックリーン・フラスカラッド（Jacquelyn H. Flaskerud）とベティ・ウィンスロー（Betty J. Winslow）が次のように定義した弱者の概念[69]を紹介している。

> 弱者とは、限られた環境資源しかもっていない社会集団のことである。環境資源が限られているがゆえに、彼らは比較的高い罹病率と未熟児死亡率の危険に曝されている。こうした社会集団は貧困状態におかれ、公民権を剥奪されるおそれがあり、また／あるいは、差別、不寛容、従属、スティグマの対象になるおそれがある[70]。

編集者が同定している弱者には、女性と子ども、ホームレス、高齢者、非白人、移民、ゲイとレスビアンが含まれている。この特集の視点はしっかりと定まっている。個人が利用できる資源のなかに、収入、雇用、教育、住居、社会関係、社会的地位等が含まれるとすれば、そしてまた、こうした資源の利用可能性と健康状態とのあいだには、無視できない関係がある以上、ナイチンゲール以来、看護ケアの対象であった弱者は、もはや急性・慢性疾患患者、精神病者、ならびに慢性疾患患者のケアをしている家族の範囲に限定されるものではなくなってきている。弱者というのは人種、ジェンダー、貧困、文化、経済等の要因によって、健康状態がいつも危険に曝されているすべての人々である。また、幼時に性的虐待を受けた経験をもつ女性が、自分の子どもを虐待する可能性は、そうでない女性に比べて六倍も高いとすれば、性的虐待の被害者も、また、弱者にほかならない(71)というのが、その視点であった。

この十年間に家族や少数派《マイノリティ》を対象にした研究は増加してきていた(72)。それらのなかには、エイズ患者が直面している倫理的問題を取り上げた質的研究や、エイズ患者のケアも含まれている(73)。サンプリング・パターンが明らかに変化し始めているのである。弱者を括っている特性は、同質性ではなく差異である。政治、経済、社会、文化、ジェンダー、人種のどれ一つをとってみても、そこには、伝統的な研究方法が正規化された同質的集団から引き出してきたような、統計的信頼性が担保されていて、一般化できるというような普遍性はない。一九九四年、ジョアン・ホール(Joanne M. Hall)、パトリシア・スティブンス(Patricia E. Stevens)とアファフ・メレイスは、差異と多様性を重視する立場から、同質的・標準的集団から一般化できる結論を統計的に引き出す方法で知識を開発してきた従来の看護科学の研究方法に、鋭い批判を投げかけている。大規模サンプリングに基づいた量的研究方法は、確かに、社会集団の全般的な傾向を記述してはくれる。だが、と彼らは言う。人間の多様な体験には一般化できない文化的要因が交錯して関与している以上、大規模サンプリングに基づいた量的研究方法から得られたデータは、個人や、ソーシャル・ネットワーク、あるいは異なった文化的地域社会に対する看護介入方法を開発するうえで、その価値は自ずから限られている。弱者の側から健康の増進をはかろうとすれば、人間を、政治、経済、社会、文化、ジェンダー、人種といった要因が相互に緊密に関与しあっている存在として見つめる、新しい人間観が不可欠である。こうした要因のどれ一つをとってみても、そこには人間と環境との間の相互作用と緊密な関係があるからである(74)。

八〇年代の前半、看護の概念枠組みはその本質において曖昧であり、一般的であり、広すぎて、経験論的検証には適さない以上、こうした理論がいかに重要であろうとも、精密な理論や知識の代替にはならないと批判されたとき、その鉾先は看護理論の機能に向けられていた。しかし、ペギー・チンが『ナーシング・アウトルック』の巻頭言で、旧来の理論はもう疲弊してしまったのだと認めたとき、それは単に理論の機能不全を指していたのではなく、グランド理論を支えてきた人間観そのものの死を意味していたのだといえるであろう。グランド理論の機能不全は中範囲理論の開発によって代替できるかもしれない。しかし、疲弊の原因が理論をその基底で支えている人間観の死にあるとすれば、問題は極めて深刻である。一九九七年、『ナーシング・リサーチ』の編集者ドーンズは次のように述べている。

> われわれは、今、拡大し、複雑化してゆきつつある臨床看護ケアを、もっとよく説明できる新しいパラダイムと、新しい理論を必要としている(75)。

新しいパラダイムへ転換する以外に、蘇生への道はみつからないであろう。

グランド理論の人間像と、その背景

このように台頭してきた、しかし、未だ確固とした形のある潮流にはなりえていない、グランド理論への批判的言説が問いかけているものが何であるかを吟味しながら、グランド理論に表象された人間像を振り返ってみると、そこには統一性と全体性という特性が通底していることがわかるであろう。グランド理論では、人間は心身の統合された全体的存在であり、環境とのあいだに相互作用を営む、心理的存在、社会的存在、あるいは適応する存在として措定されていた。こうした人間の措定の仕方は、人間という存在は普遍的であり、かつ同質的であるということを前提としている。だが、ここからは、生きて生活している人間の具体的な個の姿が見えてこない。差異は個としての人間の生活をとおして現れる以上、人間は個として生活する姿において表象されなければならない。これがグランド理論に対する批判の核をなす考えである。グランド理論は、人間は環境との相互作用を行うとは言うものの、グランド理論に表象された人間像には、日常生活活動を介して営まれる環境との相互作用が継起していく時間の流れも、そこに生み出される文脈もない。心身の統合された状態において世界に働きかける歴史的個体としての姿が、明確ではないのである。グランド理論の人間像は、静止した状態で、心理的、社会的、もしくは適応という一側面から、「大きな人間像」として包括的に表象されているにすぎないのである。人間が同じ時代や、同じ文化に属する社会組織のなかで共に生きるとき、その思考や知覚は、成員に共通する無意識の枠組みによって決定されるのだとするミッシェル・フーコー（Michel Foucault）など構造主義者たちの人間観は、決定論的であり、そこでは個人の独自性も一回性も消去されざるをえない(76)と神谷美恵子は言う。だとすれば、看護のグランド理論が表象してきた人間像は、いかにも決定論的であると言わざるをえない。差異は、人間が独自性や一回性をもっているからこそ、そこに生じてくるのである。それゆえ、グランド理論家たちがいくら人間は個別性を有していると強調してみても、個人の独自性も一回性も、「大きな人間像」がもつ普遍性と同質性のなかへ吸収され、そこで静止してしまうのである。この時期、看護科学者たちが、差異を基調とする多元的文化社会で生きる人々と、健康に対する彼らの反応が示している新種の現象のなかに、グランド理論家たちが表象してきた「大きな人間像」では、もはや説明不可能な変則性が宿っていると感じとっていたとしても、不思議ではないだろう。

では、普遍性と同質性を前提として、人間を「大きな人間像」として包括的に表象してきたグランド理論家たちのあいだで、人間に対する思考や知覚を決定する無意識の枠組みを共通にさせていた文化とは、どのようなものであったのだろうか？　言い換えれば、彼らはどのような文化のなかで、看護の専門職として社会化されたのであろうか？　『ナーシング・リサーチ』と『ナーシング・アウトルック』の巻頭言には、彼らの社会化過程についてふれた言説が、断片的ながら、いくつか見出される。それらのなかで、一九九〇年の『ナーシング・アウトルック』にルーシー・ケリー（Lucie S. Kelly）が載せた回顧の一文は、グランド理論世代の看護科学者たちの社会化過程を知るうえで、有力な手がかりとなるだろう。

一九四七年、私は、当時、数少なかった大学の看護課程を卒業した。十年後に看護学部で修士号を得たが、それも、まだ希少なコースであった。それから（看護学以外の分野で）博士号を取得したが、どの分野で取得した学位であれ、博士号をもっている看護師は五〇〇名に満たなかった。今思い返してみると、とてもおかしなことがあった。当時は奇妙ともなんとも思わなかったけれども、今日の学生ならば笑い出してしまうか、ぎょっとするだろう。例えば、殆どの学生は結婚できなかったのである。もっとも、私の学部長は結婚を許可して下さったけれども…(77)

ケリーの回顧は、グランド理論世代の看護科学者が社会化された時代は、女性は自らの意思で選択した職業でありながら、それでも、その職業のなかで、人生における重要な決定さえ、性差に縛られずにはできなかった時代であったことを、如実に物語っている(78)。

第二次世界大戦が連合国側の勝利に終わってから三年後の一九四八年、ブラウン報告書がだされたことについては先に述べた。同じ一九四八年の秋、選挙前の大方の予想を覆して、合衆国大統領に選出されたのはハリー・トルーマン（Harry S. Truman）であった。一九四五年、フランクリン・D・ローズベルト（Franklin D. Roosevelt）大統領の急逝によって副大統領から昇格していたトルーマンが二期目にとったのは、前任者のニューディール政策を継承するフェアディール（the Fair Deal）政策であった。経済政策と社会福祉政策を連邦政府の支援のもとにおき、どの階層の国民も政府から「公正な扱い」を受ける権利があることを核にした、進歩的な政策であった(79)。連邦政府の責任において経済と社会発展を促していく前任者の政策は、トルーマン大統領の方針にも明らかにみてとれた。しかし、一九五〇年、東西の冷戦構造のもとで朝鮮戦争が勃発し、アメリカ国内にマッカーシズムが急激に台頭してくると、社会を覆う空気は、アメリカの理想、習慣、制度にたいする忠誠心が強調される方向へと傾いていった(80)。共産主義と敢然と闘い抜くためには、代価がどれほど高くつこうとも、アメリカのイデオロギーへの忠誠が守られなければならないというのが、その根底に渦巻いていた論理である。こういった共産主義の浸透にたいする恐怖に駆られた、一種、国を挙げての戦時体制のような社会の雰囲気のなかでは、進歩主義は影を潜め、「国民の調和」の重要性を強調する言説がもたらす緊張感が社会を広く覆ってくる。五〇年代は反共主義と体制順応主義的風潮に覆われた時代であった(81)。

五〇年代のアメリカ社会は「豊かな社会」と呼ばれている。大衆消費社会である。十九世紀後半以降、アメリカ社会が経済的繁栄を享受した時代は、幾度かあった。南北戦争後、技術革新を契機に新たな産業を興すことに成功して、未曾有の経済的好況を謳歌した時代は、「金ぴか時代」と呼ばれていた。ジャズエイジと呼ばれる二〇年代も、一九二九年十月に大恐慌に見舞われるまでは、景気が拡大し続けた時代であった(82)。新しい都市的生活様式が生まれ、それまで支配的であったヴィクトリア朝的道徳観を中心とした、敬虔と節制を重んじる家父長的家族中心の生活は、余暇の拡大と自動車の普及につれて、家族関係と性関係を大きく変えていった。女性が一方的に貞操を要求され、家事だけに従事する傾向は薄れ、既婚女性の職場進出が増加し、服装はより開放的になった。そして、映画、ジャズ、プロ野球、フットボールなどの大衆スポーツが娯楽として市民の生活のなかに定着している。

しかし、五〇年代のアメリカが享受した「豊かな社会」は、多くの人々が三〇年代に経験したような経済大恐慌に再び襲われるのではないかという恐れを抱くなかで、連邦政府の不断の介入によって経済成長が維持され、アイゼンハワー大統領が採った保守的財政政策によって、比較的低い、安定した経済成長率のもとで実現した繁栄であった。その特徴は大衆消費社会にみることができる(83)。地域、階層、人種によってその程度には格差があったとはいえ、平均的アメリカ人は週に四十時間だけ働き、自家用車も電気冷蔵庫もテレビも所有できる「豊かな社会」に生きているという実感をもっていた(84)。しかし、こうした実感は白人中産階級のものであった。貧しい農民、低賃金のブルーカラー労働者、退職者住宅に住んでいる人々、アフリカ系アメリカ人（黒人）のものではなかった。彼らはこの豊かさから取り残されていたのである。

こうした「豊かな社会」は、一方で、大量生産によって規格化された物質を大量に消費する社会であり、そこでは生活スタイルも行動様式も、知らず知らずのうちに標準化されてくる。ますます多くの人々が都市から郊外へと移り住み、朝食にコーンフレイクを摂って、マイカーで都心のビジネス街にある会社へと出勤していく。夕方、定刻に帰宅すると、家族そろってテレビの前に座る。どの家庭でも同じチャンネルに合わせ、誰もが同じ番組を愉しみ、同じ情報を得、同じコマーシャルにひきつけられて購買意欲をそそられるのである。テレビ受像機は一九五〇年には三九〇万台で、まだラジオの聴取者数には遠く及ばなかった。しかし、数年のうちに殆どの家庭に普及していたという。テレビは単に映画に代わって家庭へ娯楽番組を届けるだけではなく、コマーシャル、連続コメディ、ドラマなどをとおして、視聴者に最新の生活スタイルを次々に提示してみせる、巨大な情報伝達手段と化していたのである(85)。また、合衆国中を高速道路の網の目でくまなく繋ぐことを目指して、一九五六年に制定されたハイウエイ法（the Interstates Highways Act）も、電機通信網やマスメディアの発達と相まって、アメリカ社会の同質化を促す強大な圧力として機能していた(86)。こうして、郊外に住む中産階級のあいだに、大量生産とマスメディアをとおして画一化された文化がつくりだされ、新しいアメリカの価値観が拡がっていったという。

新しいアメリカの価値観に浸透している気分は、「共生感」を感得することである。郊外に住む中産階級が形成した価値観には、古き良きアメリカがもっていたコミュニティ意識を復活させるという良い面もあった。しかし、「共生感」はすぐに狭隘《きょうあい》な一体感に変質してしまい、安楽や調和の代名詞になってしまう(87)。そして、そこではデビッド・リースマン（David Riesman）が『孤独な群衆』で指摘したような、「外部の他者たちの期待と好みに敏感であるような傾向によってその同調性を保証されるような社会的性格が、その社会の典型的成員にゆきわたる」(88)のである。リースマンはこうした「豊かな社会」の典型的成員にゆきわたった社会的性格を「他人指向型パーソナリティ」と呼び、そのような社会を「他人指向に依存する社会」と呼んでいる。他人指向型パーソナリティを特徴づけるのは、他者から送られる信号に絶えず細心の注意を払うプロセスから生まれてくる、行動面での同調性であろうという。「豊かな社会」における同調性への傾斜にいっそう拍車をかけたのがマッカーシズムである。東西の冷戦構造という緊張感のもとにある社会では、多様なイデオロギーの存在は忌諱《きき》され、人々は、自分が所属する集団の平均的な考えと行動様式へと、同化されてしまうのである(89)。

女性についてみれば、第二次世界大戦中、貴重な働き手として駆り出されたのは、戦場での看護と銃後の市民の健康を守る病院だけではない。女性の労働力が最も必要とされたのは、男性労働者を戦場へ送り出した後の生産現場である。生産現場への女性労働者の進出は、大恐慌に見舞われた三〇年代から既に進んできてはいた(90)。女性は結婚か仕事か、どちらかを選ぶ段になると、「普通の女性ならば」結婚を選ぶだろうというのが、世間一般の常識であり、仕事も結婚も選ぶのは少数の極めて才能に恵まれた芸術家か、知識人か、専門職についている自立する自信のある強い女性たちであった(91)。このような社会風潮のなかで、既婚女性が働きにでるのは、夫の失業によってそうせざるを得なくなった家族の、逼迫《ひっぱく》した経済状況の現れとみなされていた(92)。しかし、第二次世界大戦開戦後、総兵力一二〇〇万人の男性たちを戦場へ送り出した産業界は、男性工場労働者たちに支払っていたのにほぼ近い賃金で、本来家庭にいるべき妻や母親を労働現場へ迎え入れていた。その結果、女性労働者の数は、一九四四年には民間労働力の三十五パーセントを占めるまでになっていたという(93)。だが、戦争が終わり、男たちが戦場から戻ってくると、女性たちは、再び、家庭へ追い返された。

家庭で女性たちを待っていたのは、親密な結婚生活を基本にして、家族のきずなを重視する伝統的なアメリカ的生活様式のもとで、夫と子供への献身に生きる、ヴィクトリア朝的価値観の染み込んだ、貞淑で従順な妻、母親、娘としての女性役割であった(94)。こうした結婚と家族のきずなに結びつけられた、女らしさが歓迎される社会への回帰は、帰還兵たちに男性の第一義的役割としての経済活動を持続させるために、仕事と結婚生活へ再適応させることを意図した国家の政策にその一因があったと、歴史学者ナンシー・コット（Nancy F. Cott）はみている。白人のホワイトカラー中心の経済システムのなかでは、より高い教育を受けた者としての男性の役割は、夫であり、世帯主であり、財産所有者であり、そして仕事をする人である。しかし、戦場で傷ついた心身を癒し、夫としての役割を果たし、仕事に就き、市民生活のなかへ再適応していくことはなかなか難しく、時間がかかる。帰還兵たちの再適応を促進するために、ケアをする人が要る。その役割を求められたのは、銃後を毅然と守った経済人、自立した人間としての女性ではなく、性的魅力を備えた、ユーモアを解する良妻賢母としての女性であった(95)。社会が女性に割り当てたのは、第一義的に愛情こまやかに家族の世話《ケアリング》をする妻であり母親であって、経済活動に参画する人ではけっしてなかった。社会は女らしさを賛美したのである。フリーダンは *Feminine Mystique* のなかで、一九四五年から一九六〇年の間に女子大生であった女性たちに、女らしい幸福な生活の仕方を、立派な夫と子供をもって、性的にも満足のいく生活であることだと教えたのは、家族や女友達ばかりではなく、彼女たちが学ぶ大学の教授たち自身であったと述べている(96)。

こうした傾向は、五〇年代の政治的保守主義が浸透した「豊かな社会」には、最も適合した流れであった(97)ともいう。しかし、五〇年代の「豊かな社会」に漂っていた空気のなかに、こうした画一性や同調性を破ろうとする動きがなかったわけではない。一九五四年、連邦最高裁判所は公立学校における人種分離教育に違憲判決を下し、翌一九五五年には公立学校における人種差別撤廃を、慎重な速度で実施するよう命令を下している。そして、一九五七年には、合衆国憲法によって保障された権利を侵害された個人に、連邦法廷レベルで救済する機会を与えるために、公民権法が成立している。

だが、女らしさを賛美する風潮が強まった時代と、看護科学者として社会化される時期とが重なりあったということは、後の看護理論家たち自身が女らしさを賛美する風潮に染まっていったということを意味しているわけではない。むしろその逆である。五〇年代の「豊かな社会」に溢れかえっていた女らしさは、グランド理論の人間像からは浮かんでこない。グランド理論を記述する看護理論家たち自身の姿は、むしろフリーダンが追求した新しい女性像に重なるのである。看護に科学的基盤を与えることによって、医学や法律と同じように、専門職としてのアイデンティティを確立し、それによって、看護を女らしさ、あるいは女性だけの仕事ではなく、男性が携わるにしろ、女性が携わるにしろ、人間の仕事へと敷衍《ふえん》しようとする意図が感じられる。科学とは何か、理論とは何か、善き看護とは何かについて、理論家たちは議論を重ねている。しかし、そうした議論のなかに、女性の科学とは何か？という問いは含まれていないのである。それにもかかわらず、看護のグランド理論ほど特異な性格をもった理論は他にないであろう。将来はいざ知らず、二十世紀後半の五十年間に関する限り、そうであったといえる。一九五二年にペプローが *Interpersonal Relation in Nursing*（『人間関係の看護論』）を上梓してから、その後三十年余のあいだに出版された看護理論のすべてが、女性の手によっているのである。科学も哲学も基本的には男性の仕事であった。幾つかの例外もないではない。しかし、それはあくまで男性科学者集団のなかに、ぽつんとおかれた例外にすぎない。その集団全体が女性で構成されている科学の分野は看護が初めてであり、その意味において特異的なのである。

フリーダンは、五〇年代の女子学生のなかに、「他の学生たちに比べて、はるかに独立心が強く、自信をもっていた」専門職指向の女性たちがいたことを認めている(98)。こうした専門職指向の一群の女性たちのなかに、後の看護科学者たちが含まれていたであろうことは、彼らの経歴から容易に推察できるのである。五〇年代に成人期に達していた世代は、三〇年代の経済大恐慌に打ちひしがれた社会を、身をもって体験しながら成長してきた世代である。彼らには、成長してからも、先行きどうなるかわからない社会で生きていくとき、家族こそが安心できる避難所であるという考えが支配的であった(99)。幼かった彼らの目には、職を失った夫に代わって労働市場に参入していく母親世代の女性たちの姿が焼きつき、家族が受けた心的外傷の徴候として残存しているのである(100)。それ以前のアメリカ社会で、女性が生き方を選択するうえで基準にしていたのは、結婚して家族をとるか、それとも独身を貫いて仕事を続けるかの二者択一であったが、社会的規範に照らして「まとも」な選択とみなされていたのは、いうまでもなく前者であったことは先に述べた。失業した父親に代わって働きにでる母親を目のあたりにすることは、貞淑で従順な妻であり、優しい母親を見慣れてきていた子供にとって、世間がいうとおり、家族の経済的困窮を実感すること以外のなにものでもなかったであろう。自分の仕事をもち、それを通して自立していく自信と強靭さをもっていたのは、まことに芸術家か、知識人か、専門職に就いている女性たちでしかなかったのである。

もし、コットが言う、自立していく自信と強靭さをもった専門職についている女性たちのなかに看護職が含まれていたとしたら、どうであろう？　改めてこう問いかけるまでもないことである。この時期、看護とソーシャル・ワーカーとは女性が従事する数少ない専門職であった。だが、世間の目から見れば、男性が大半を占める専門職と比べて、看護もソーシャル・ワーカーも養成期間が短く、権限も小さい、社会的地位の低い「半専門職」にすぎない(101)。看護職そのもののなかに、本質的に、女性に自立した精神を植えつけるような特性が備わっているのかもしれない。もしそうならば、人間にたいする自由と平等の態度は、職業的社会化過程をとおして自ずと看護師のなかで涵養され、彼らの思想の一部分になりきっていたであろうと思われるのである。

ところで、看護以外の分野における女性科学者の状況はどうであったのだろうか？　われわれは最も男性的な—あるいは女性がその仕事に携わることなど考えられもしなかった分野、すなわち心臓外科領域で、重篤な先天性疾患であるファロー四徴症にたいする緩和手術として、鎖骨下動脈を肺動脈へ直接繋ぐブラロック—タウシッヒ術を考案したヘレン・タウシッヒ（Helen Taussig）が女性であることをよく知っている。この手術は一九四四年にブラロックによって最初に実施され、劇的な症状の改善をみているが[102]、われわれにわかるのはそこまでである。タウシッヒがなぜその分野で仕事をするようになったのかについて、医学書も医学史のソースブックも、なにも語っていないのである。

医学はあらゆる年代の男性も女性も、大人も子供もその治療対象のなかに収めているにもかかわらず、スコットが指摘している歴史学がそうであったように、男性だけの学問であったのだといえる。スコットは、最近まで歴史の研究とはとりもなおさず政治の研究であり、言い換えれば、組織化された社会のなかの人間、すなわち男性の研究を指していたのだと述べている[103]。スコットを始めとするアメリカの女性歴史学者たちの歴史学会における立場は、同時代に看護を科学にしようとして奮闘していた看護科学者たちが経験していた困難が、けっして看護科学の後進性や科学としての条件不備にだけ原因するものでもなければ、看護科学者だけに負わされていた負荷でもないということを物語っている。どの分野の女性科学者も直面する、いわば時代思潮との闘いであったといえる[104]。しかし、ただ一つだけ、看護科学者が負っていた負荷に他の分野におけるそれとは異なる点があったとすれば、それは看護科学者が負っていたのは、単に男性対女性という性差のみならず、医療システムにおける医師対看護師というヒエラルキー的権力構造のなかで制度化されてきた負荷であったという点である。治療をめぐる指示と命令がそのまま、男性対女性、医師対看護師という構図で性差別化されてきているのである。看護の質が治療効果を決定的に左右する力をもっていることが実証されていても、病院経営において、看護師は最高意思決定権を医師と共有することからは遠ざけられてきたのである。編集者たちの言説のなかに現れている焦燥感は、こうした二重の性差別構造が生み出した困難と無関係ではないように思われる。

看護科学者たちがグランド理論はもう疲弊してしまったのだと悟ったとき、それが、グランド理論が表象してきた人間像の死を意味していたことは、明らかであるし、そう考えるのは、けっして不自然ではない。そこには心身の統合された、部分に還元できない、部分の総和以上のものとしての人間像はあっても、人間の基本的ニードを充たす日常生活活動をとおして環境と相互に作用し合い、病み、痛み、苦しみ、哀しみ、睦み合い、生活の流れを取りもどし、話し、聞き、歌い、物を作り、交換し合う姿は捨象されて、無い。そうした現象は人間の一局面という形において、一編ずつの理論で個々に取り上げられて、あるにはある。だからその理論がもっぱら焦点を合わせている人間の特性を名指して、ニード理論、システム理論、適応理論、相互作用理論などという分類が成り立っているのであろう。

グランド理論は人間を普遍的で同質的な存在として包括的に表象してきた。看護実践にどのような科学的基盤を与えれば、社会の有用な装置となり得るのかということについて探求するために、看護の本質や機能を記述しようとすれば、理論家の心のなかに、社会のなかで暮らしている人間の在りようについての理念、あるいは、おそらくこのようにというイメージが、あらかじめ宿っていなければならない。ナイチンゲールの場合には、それは「自分のもてる力を十全に発揮できている」姿であるし、ヘンダーソンの場合には、基本的諸ニードを自分のやり方で、いつもの自分らしく充足できる状態にある姿である。また、ロジャーズならば、環境との相互作用において生成発展的に統合されていく生命過程として表象されたユニタリー・ヒューマン・ビーイングである。このように、あらかじめ心のなかに描かれた人間像なくして、看護の働きは何か、それはどのような方法によって実践されるのかということを記述し、説明することはできない。そうした人間像の形成は、看護理論の場合、自分の周りで暮らしている大多数の人々の日常の姿と、その生活の流れを、日々の生活をとおして観察してきた、理論家自身の経験的領域における現象のなかに、その端緒があったはずである。それゆえ、グランド理論に表象された人間像のモデルは、看護理論家たちが職業的社会化過程を経て、看護理論の構築が準備されてきた豊かな大衆消費社会の白人中産階級にあったとみるのが自然であろう。グランド理論に表象された人間像には女性もいなければ子供もいない。老人もいなければ、エイズ患者もゲイもレスビアンもいない。アフリカ系アメリカ人も、ヒスパニックも、アジア系アメリカ人もいない。Man（男）によって代表された人間だけがいるのである。このことは、理論家たちが人間を指示する際に用いた名詞に見られる微妙な変化も、それを裏づけているといえるだろう。看護理論家たちは、初め、人間をMan、あるいはHuman beingと表現していた。理論家によっては、ときにPatientである。しかし、いつの頃からか、それはPersonへと変化している(105)。

五〇年代は、その表向きの繁栄とは裏腹に、自立した人間として生きようとしていた女性たちにとって、けっして安楽な時代ではなかったと言わなければなるまい。だが、皮肉なことに、そうした時代に看護の本質と働きを科学的に記述し、専門職としての看護のアイデンティティの確立のなかに、人間としての自己のアイデンティティを重ね合わせて確立しようとしていた看護科学者たちは、幸運な人々であったと言えるかもしれない。というのも、彼らは、人間は根本的に成長しようとする欲求をもった存在だと信じる心理学者や社会学者を、同時代の科学者としてもつことができたからである。フロム、マズロー、リースマンらである。彼らの人間観の中心には自己実現、自己主張、自律の概念があった。そうした彼らの思想から、自己実現、自己主張、アサーティブネス、自律という、看護が人間を表象するうえで理想的と思えた概念が導き出され、看護理論の構築に少なからぬ影響を与えてきているのである。

「大きな人間像」に不足していたもの

グランド理論に表象された「大きな人間像」に不足していたものは何か？　看護理論家たちは、人間を心・身体・環境の統合された、部分には還元され得ない、部分の総和以上の全体として表象することにおいて、看護実践という目に見えないものを、ひとつの社会的行為として可視化し、それによって看護師集団全体の共通認識として定着させることにひとまず成功してきた。それにもかかわらず、八〇年代にはグランド理論に訣別しようとする微かな声が上がり始めたのは、なぜであろうか？　それはグランド理論が人間像を浮かび上がらせているにもかかわらず、その人間が暮らしているはずの社会を、システムにおいてであれ、制度においてであれ、経済においてであれ、政治においてであれ、あるいは文化においてであれ、ほとんど浮かび上がらせていないからである。基本的諸ニードを自らの方法によって充たす人間。相互にシンボルを交換することによって人間関係を形成し、そこで自分の欲求を相手に伝える人間。病苦のなかにさえ意味を見出していく存在である人間。刺激に反応しつつ環境に適応していく人間。そういった人々はどのような社会に暮らしているのであろうか？　グランド理論には人間像はあるが、その人間が暮らしている社会についての記述、言い換えれば、グランド理論家たちが抱く社会の像―社会観が欠落しているのである。第二世代の看護科学者たちが少数派《マイノリティ》に目を向け、彼らの個々の具体的な健康上の問題に焦点を絞って中範囲理論を開拓し始めたことは、グランド理論に欠落していた一人ひとりの人間の生活と健康上の問題、そしてそのなかに組み込まれている社会・文化・政治・経済上の動向との関係に、彼らが注目し始めたことを示す一つの証であるといえる。看護が注視する人間像が、その人間が現実に暮らしている社会との関係において、看護理論のなかで具体的な形で表象され始めたのだといえるだろう。

こうした視点から一九九四年に発表されたフランク・ラメンドラ（Frank P. Lamendra）とマーガレット・ニューマンの論文、「拡張する意識としての HIV/AIDS のパラドックス」（The Paradox of HIV/AIDS as expanding consciousness）(106)を読んでみると、論文の位相はエイズ患者の看護をとおして行われたマーガレット・ニューマンの「健康理論」の検証という位置から、「エイズ患者」として表象されるところの「社会がつくりだした意味」を、エイズを生きている人間にたいするケアをとおして記述しようとした、看護科学の新しい時代への試みという位置へと、転換されて見えてくるのである。ジェームス・ブーンはクロード・レヴィ＝ストロース（Claude Lévi-Strauss）の業績を論じるなかで、構造主義が熱心に追求してきたのは、ものごとがどのように意味するのか、諸社会がいかに意味をつくりだすのかという問題であって「けっして真理にかかわる問ではない」と示唆に富んだ分析をしている。そして、諸社会がつくりだした意味は、ふつうの慣用語では「諸文化」と呼ばれているものだという[107]。

　グランド理論のなかに表象された人間像に社会観が欠落していることに気づき始めた看護科学者たちが、社会がどのように意味をつくりだしているか、そのようにしてつくりだされた意味と文化のなかで、人々がどのように健康とそれにかかわる問題を体験しながら生きているのかということについて記述しようとしたとき、初めて、中範囲理論の必要性が認識されることになったのだという仮説をここで立てたとしても、それがあながち唐突なことでないことは、九〇年代に現れ始めた中範囲理論[108]をみれば、頷けるであろう。

　グランド理論に表象された人間像からは、疑いもなく社会観が欠落していた。学習し成長する人として、基本的ニードを自分のやり方で充足する人として、シンボルを介して人間関係を形成する人として、病み苦しむ体験のなかに意味を見出す人として、刺激に反応し環境に適応する人として、あるいはユニタリー・ヒューマン・ビーイングとして表象された全体的存在としての人間は、どのような社会に暮らしているのであろうか？　そこから社会の姿がみえてこないからこそ、かえって、白人中産階級の文化と価値観とで画一化された「大きな人間像」が、その基層に敷かれている他分野から借用された理論の特徴だけを際だたせてくる。人間は皆同じ、ではない。多元的文化社会が看護科学者に突き付けた主題は、これであっただろう。そして看護科学者たちが多元的文化社会から突き付けられている主題に気づいたのは、自らの社会文化体験《Cultural experiences》をとおしてであっただろう。

　グランド理論は、「広汎にすぎ」「一般的にすぎる」ことによって、そこからは何が浮かび上がってこなかったのか？　それは現代社会の「今・ここ」で生きている人々の生活様式である。現代社会の「今・ここ」で生きているのは白人中産階級に属する人々だけではない。アフリカ系アメリカ人も、ヒスパニックも、アジア系アメリカ人も、女性も、子供も、貧困者も、エイズ患者もいる。持てる者だけではない。持たざる者もいる。グランド理論に表象された人間像は、そうした社会のなかの少数派《マイノリティ》や弱者の生活全体の様式を表象しているだろうか？　第二次世界大戦後の豊かな大衆消費社会の価値観にそって、Man として表象された人間像は、「今・ここ」で暮らしている異なった人種、社会階級、ジェンダーの網目が形成している、多元的文化社会で生きている人々の生活の流れと、多様な価値観を表象しているだろうか？　人間を Man によって代表される、普遍的で同質的な存在として包括的に表象することは、科学的知見の一般化を擁護する実証主義の方法とけっして無縁ではない(109)。グランド理論家たちは、自分と同時代の豊かな大衆消費社会に生きている人々の姿のなかに、看護の対象となる人間の姿の基本像を見ていた。第二世代の看護科学者たちも、同じように、自分と同時代の社会に生きている人々の姿のなかに、看護を必要としている人間の姿の基本像を見ている。しかし、彼らが生きているのは、多元的文化社会である。彼らに見える人間の姿は、ただ一つではない。人間と健康についての人間の反応に関する真理は、幾通りもある。必要なのは、人間についての普遍的な真理を探究することではなく、人々が生活と健康のなかに求めている意味を明らかにすることである。真理は個々の意味のなかに宿っているのではあるまいか？　第二世代の看護科学者たちがそれに気づいた以上、人種も、社会的階層も、ジェンダーも捨象して、人間を「大きな人間像」のなかに包括的に表象することは、もはや無理な作業になっていたのである。

第二次世界大戦後の豊かな大衆消費社会がもたらした、五〇年代の白人中産階級の生活様式と価値観に疑問を抱き、その人間観が多元的文化社会ではもはや機能不全状態に陥っていることを敏感に感知したのが、第二世代の看護科学者たちである。彼らは、職業的社会化過程で公民権運動、ヴェトナム戦争、消費者運動、フェミニズムを体験してきた世代である。彼らは、五〇年代の豊かな大衆消費社会が形成した人間観についての無意識の枠組みが、多元的文化社会では機能しないことをみてとったとき、人間と健康についての人間の反応の独自性と一回性を、より具体的な、個々の人間の事象にまで下ろして記述できる理論枠組みと研究方法を求め始めたのだといえるだろう。

混合研究方法《ミックスドメソッド》の可能性

二〇〇一年、『ナーシング・リサーチ』は、最も長い歴史をもつ看護学術雑誌として[110]、創刊五十周年を迎えていた。科学情報研究所のジャーナル・サイテーション・リポート(Institute for Scientific Information (ISI) Journal Citation Report)は、『ナーシング・リサーチ』を看護系学術雑誌四十二誌中、第一位に格付けしていた。この半世紀のあいだ、『ナーシング・リサーチ』は看護科学の発展に中心的役割を果たしてきたのである。現時点で、定期購読者の四十六パーセントは看護教育者であり、二十八パーセントは病院で働いている看護師である。『ナーシング・リサーチ』のこれからの目標が、創刊当時の編集者ヘレン・バンジ (Helen L. Bunge) が述べたように[111]、看護と看護師に奉仕することであることに変わりはない。だが、『ナーシング・リサーチ』に掲載された論文で用いられている研究方法には、大きな変化がみられた。なによりもまず、多様化してきている。そして、心理的要因と生物行動学的要因を切り離して、個別に検討するのではなく、相互に関連づけて検討されるようになってきていた。地球規模での測定に、インターネットと良質な翻訳技術は不可欠であるし、洗練された量的測定方法が重要な鍵を握っている[112]。なかんずく、サンプリングやデータの収集と分析のレベルで、量的研究方法と質的研究方法を合わせ用いるなど、混合研究方法《ミックスドメソッド》が予想以上に多く用いられるようになってきた。八〇年代の初頭、看護研究の参考書は、殆どのページを、調査研究と実験研究におけるデータの収集と解析方法の解説に割いていた。質的研究方法は巻末でひっそりと扱われているにすぎなかった[113]。だが、今では、目次に、量的研究方法、グラウンデッド・セオリー、質的研究方法、実験研究、アクション・リサーチ、歴史的研究、記述的研究、評価研究、事例研究、縦断的研究、調査研究、態度測定、面接、質問紙調査、観察、クリティカル・インシデント法、生理学的測定法などが並んでいる[114]。パトリシア・マンホールは二〇〇一年に、質的研究の傾向と展望を詳述した *Nursing Research: A Qualitative Perspective* の第三版[115]に、現象学的研究、グラウンデッド・セオリー、エスノグラフィ、事例研究、歴史的研究、解釈学的分析、アクション・リサーチを取り上げている[116]。こうした傾向は、研究方法における量的研究と質的研究という、厳密に二項対立的であったジャンル間の境界がぼやけてきていることを表しているといえるだろう。一つの研究において元々異なったパラダイムに属していた、種類の異なる幾つかの研究方法を合わせ用いるトライアンギュレーションがその例である。そのなかには、量的研究方法と質的研究方法の組み合わせもある。仮説演繹的アプローチをとる量的研究方法がその真価を発揮するのは、知識の発見においてである。他方、分析的帰納的アプローチをとる質的研究方法の真価が発揮されるのは、知識の創出においてである[117]。両者はそれぞれ別個のパラダイムのなかにあると考えられてきた。そして、現時点でも、実証主義的伝統を重んじ、自然科学に基礎をおいた量的研究方法こそ看護科学の本道だと固く信じている量的研究方法信仰が、質的研究方法へのそれを遙かに凌駕しているのは事実であるにしても、量的研究方法だけが看護科学の唯一の研究方法だと信じている看護科学者はいないようだ[118]。看護科学が扱う人間と健康にたいする人間の反応に関する現象は単純ではない。両方の研究方法を合わせ用いることによって、研究の信頼性と妥当性を担保し、包括性を高めようとする看護科学者が増えてきている。

『ナーシング・リサーチ』の編集者は、混合研究方法《ミックスドメソッド》の強みは洞察を深め、思考を先鋭化し、感受性の高い方法を開発する点にあるとみている。そして、混合研究方法《ミックスドメソッド》は今後も発展し、前向きの評価を受けていくにちがいないので、看護研究者には訓練開始後のできるだけ早い時期にこの方法を教えることで、研究を担っていく人材が育っていくであろうと、大きな期待を寄せている[119]。彼女の世代は、「多様な要素を含まない環境や、差異を歓迎しない社会で教育されてきた」[120]のである。それゆえ、多元的文化社会での生き方については、学生たちに教えてこなかった。しかし、と『ナーシング・アウトルック』の編集者アンダーソンは次のように述べている。

> 看護には、その人が誰であれ、その人の信条が何であれ、あらゆる個人に対して、寛容、尊敬、尊厳の原理をカリキュラムと職業上の哲学と信条のなかへ織り込み、具現してきた長い伝統がある。

われわれは学生たちに、人はみな異なっており、それぞれ異なった価値観、信条、文化をもっている。そして、こうした事柄が、その人の病気や治療にたいする考え方に、いかに大きな影響を与えるかということについて、熱心に教えてきた。また、努めて、他者に対する感受性を研ぎ澄ますように教えてきた。そして、他者にたいして寛容であるだけではなく、社会のどのグループに属する人々にも、社会のどのような出来事にも、寛容であるよう教えてきた。われわれは学生たちに、自分とは異なっている人びとから学ぶことによって、最良のケアを提供できるし、また、大切なことには、それによって自分自身が教化されるのだと教えてきた(121)。

グランド理論世代は、確かに、単一パラダイムのなかで社会化され、唯一の研究方法として実証主義的要素還元論を信奉し、看護理論を構築し、看護科学を発展させてきた。そして、人間主義的職業倫理によって鼓舞されてきた。それにもかかわらず、看護の伝統的な職業倫理には、患者に、一人ひとり皆異なった個性をもった人間として、社会経済的階層にとらわれず、平等に接する思想がその根幹にいつもあった。幸いなことに、差異という概念は看護にとって新奇な概念ではなかったのである。彼らは、研究方法の多様化を、多元的文化社会のニーズに合った看護ケアの基盤になる看護科学を築き上げていくためにとらなければならない、必要な方向転換として受けとめていた(122)。

「医療保険制度改革は、必ずしも、看護と看護師が望む楽観的方向への変革をもたらしたとはいえない。」(123)マネッジド・ケアがもたらしたのは、持てる者と、持たざる者との間の格差の拡大、ケアの質の低下、医療費の上昇であった。それだけではない。看護《ナース》プラクティショナーはヘルスケアへのアクセスを容易にする切り札の一つとみられていた。だが、今、それは医師と競合している(124)。そして、医療従事者全体の労働条件が劣悪化してきている。嘗て、医師は自分で治療方針を決定できる自営業者であった。しかし、マネッジド・ケアのもとで、彼らは、嘗て看護師がそうであったように、自分の診療に対する自律性を失い、減収と長時間診療と、「もっともいけないことには、どうすることもできない無力感」に襲われているのである(125)。こういうときにこそ、「ディスコースを変える必要がある。」(126)

ポストモダンの看護

一九九九年、ワトソンは新たに上梓した著書に *Postmodern Nursing and Beyond* という書名をつけている。ワトソンの意図は、今日でも依然として伝統的な女性の職業とみなされ、男性社会の権力構造のもとで実践されている看護を脱構築し、原始に根をもつ女性原理の原型《アーキタイプ》をとおして、トランスパーソナル・ケアリングとして再構築することにある。そうすることによって、ワトソンは看護実践を現代医学と現代看護に挟まれた隘路《あいろ》から、ヘルスケアの中心部へ置き換えようというのである(127)。ワトソンはこの転換を、単にモダンからポストモダンへのパラダイム転換という以上の、深遠な存在論的転換であると位置づけている。また、この転換は、ナイチンゲールが見出した看護本来の価値観に基づき、人間を機械論的生命観から離れて、心身が統一された全体的存在としてみる実践と緊密に関連しているともいう(128)。ワトソンは、パラダイムの転換がもたらすのはすべての価値の崩壊ではなく、倫理中立的社会から倫理反応型社会へと、基本的な存在論的価値の転換だという。

「ポストモダン」に厳密な定義があるわけではない。だが、ポストモダンの知の特徴は「大きな物語」に対する不信感にある[129]。人間のすべてを、精神的霊的に自己を超越するトランスパーソナル・ボディとして表象しようとするワトソンのトランスパーソナル・ケアリング・モデルは、それがポストモダンのディスコースの範囲内にあると言うワトソン自身の主張にもかかわらず、一九七九年に彼女が上梓した *The Philosophy and Science of Caring* の延長線上にある、「大きな人間像」で記述された「大きな物語」だとみるのが妥当であろう。彼女の新しい著書には、モダンの特徴である「大きな物語」の目的論的構造[130]がそのまま引き継がれているのである。*The Philosophy and Science of Caring* は、その目的が人間をケアする職業の哲学的根拠の掘り起こしにあったとはいえ、大きな物語集の最後のページに書き加えられたファンタジーのようなものであり、むしろマーガレット・ニューマンの「意識の拡張としての健康」理論とともに、八〇年代に拡がっていたニューエイジ運動への関心を映したものであったと言っても過言ではないだろう。ワトソンの新しい著書が提示している意義は、むしろ、彼女が書名につけた「ポストモダン」という言葉そのもののなかに見出せるだろう。

ポストモダンという言葉は、この時期、複数パラダイムとともに、看護理論家や看護科学者たちのあいだで、看護科学がここ十年来経験してきた変革の真の意味を、歴史的視点から捉え直す際に用いられる鍵概念になっていた。看護科学では旧来のパラダイムと、新しいパラダイムとが相剋していた。旧来のパラダイムは論理実証主義のそれである。人間を部分の総和とみなし、機械論的に、閉じられた系として措定してきた。研究者は、主体として観察対象である現象を部分に還元し、価値中立的客観的に観察し、結果を数量的に解析してきた。研究者は、因子間の関係は何か？　ある因子が他の因子に与える影響は何か？　という問いを立てたのである。見出されるはずの真は常に唯一つだけである[131]。看護科学では研究の焦点を個々の看護過程と手順の上におき、生物医学的価値観と「科学的方法」を重視してきた。そして、それが看護科学の本道であると信じて、看護が科学になることを目指してきた。このようにして、論理実証主義的パラダイムは、半世紀の間、看護科学者の世界に浸透しきってきたのである。それは現在も絶対多数派であり、その擁護者たちは看護科学の正統的方法を代表していると自負している。

新しいパラダイムは、八〇年代に看護科学に変化の必要を告げるシグナルを点滅させ始めたポストモダン・ディスコースである[132]。新しいパラダイムは、人間を生きている有機体であり、部分の総和以上の全体的存在である開放系としてみている。研究者は研究の主体ではあるが、同時に、面接や観察を用いた研究過程において、研究道具としての位置もとる。観察対象は客体であると同時に、研究過程に参画することにおいて主体でもあり、けっして部分に還元されることはない。観察もその解析結果も価値中立的ではありえない。研究者が立てるのは、それの意味は何か？　生きられた体験の構造は何か？　という問いである。結果は常に相対的であり、見出される真は一つではない[133]。新しいパラダイムは、この十年間に、看護科学者の世界にその影響力を拡げてきた。彼らはポストモダン・ディスコースこそ、二十一世紀の社会に生きる人々の健康を、地球規模で変える大きな対応力をもっていると信じている。しかし、看護科学の世界全体から見れば、まだ、周辺に位置している少数派にすぎない[134]。

旧来のパラダイムと新しいパラダイムの分水嶺は、パターソンとズデラドの *Humanistic Nursing*

か、あるいはカーパーの"Fundamental Pattern of Knowing in Nursing"の辺りにあったかもしれない。カーパーは看護科学としての「経験論」の他に、アートとしての「美学」、「個人的知識」、「倫理学」を看護における基本的知識のパターンとして同定していた。これによって、それまで主観的であるため科学的実証には耐え得ないという理由で、看護の知識の正統的系譜から排除されてきた領域に、光が当てられ始めた。パターソンとズデラドは*Humanistic Nursing*において看護現象を現象学的に記述しようと試みていた。だが、それだけではなく、「看護におけるアート」の意味について本格的な考察に取りかかっていた。ナイチンゲールは一八九三年にシカゴ大博覧会へ送ったメッセージのなかで、看護を「アートであり、科学であるもの」と表現していた。そのとき以来今日まで、看護に携わる者たちは、幾度その言葉を口にしてきたことであろう。しかし、この言葉は殆ど実体のない呪文のようなものであった。看護が科学であるということはともかくとして、看護がアートであるというとき、実際には看護の何を、また如何なる状態を類比してそう呼んでいるのか？　誰もそれに明確な説明を与えることができないできた。看護理論の構築が始まったとき、看護科学者たちが議論を集中させたのは、もっぱら科学としての看護についてであったことは、既に見てきたとおりである。一方、看護におけるアートの意味についての体系的な考察は、八〇年代も末になってようやく始まっている。だが、その数は限られていた。一九八八年にペプローは技術論の立場から科学と比較しつつアートについて論じ、両者の共通点と相違点について整理している[135]。一九九一年にはオレムが看護理論を縦断的に分析し、看護をアートとみなす立場には、看護者は看護を産出する人であるとみる観点が通底していると述べている[136]。さらに一九九四年、ジョイ・ジョンソン（Joy L. Johnson）が、一九六〇年から一九九二年までの三十二年間に発表された四十一編の看護研究論文のなかに、看護のアートの理解について微妙な差異のある五つの立場があることを見出している[137]。その第一は、アートを看護師の知覚をとおして患者の生きられた体験をつかみとる能力であるとみる立場。第二は、アートは患者とのあいだに存在する意味のある「繋がり」を、看護師の行為や行動をとおして表出する看護師の能力であるとみる立場。第三は、アートは看護活動を巧みに行う技能であるとみる立場。第四は、アートは看護ケアを進めていくために、適切な道筋を論理的に決定する能力であるとみる立場。そして第五は、アートは看護実践を倫理的に進めていく能力であるとみる立場である。

看護におけるアートの本質に迫ろうとするこれらの作業は、パターソンとズデラドやカーパーの辺りにその源を求めることができるであろう。パターソンとズデラドは、看護とアートの関係を存在論的立場からみて、両者はともに人間の世界に対する反応の証としての「生きられた対話」[138]であると規定している。彼らの考えは、看護のアート的側面を芸術や技術の特性との類比のうちに見ることをきっぱりと拒否し、アートを看護本来の実践方法とみていた。彼らは、「臨床のアートとして、看護は（患者と）共に在り、（患者と）共に行うのである」（括弧内は著者、斜体は原文）[139]と述べている。論理実証主義的パラダイムにおいては、患者はあくまで看護の受け手の位置にとどめ置かれ、看護師の観察・分析・総合・判断の対象にとどまっている。だが、間主観的関係における患者は、「共に行う」ことによって、看護実践の共同主体の位置へと転換されてくる。すなわち、自らの健康上の問題とそれにたいする反応の観察者であり、分析し総合する人であり、判断する人である。この関係のなかでは、看護師はもはや患者の健康上の問題について、専権的に判断する唯一の権威者ではない。看護師の判断は、そこに患者の意思や希望が反映されなければならないというだけでなく、患者と共に行うことによって導き出されなければならない。看護する人と看護の受け手とのこの間主観的関係は、論理実証主義的パラダイムのもとでサンプルと呼ばれてきた研究の対象者が、アクション・リサーチや質的研究では、研究参加者と呼ばれることのなかにもみてとることができる。旧来のパラダイムのなかであれば、クイントの *The Nurse and the Dying Patient*（『看護師と患者の死』）がそうであったように、客観的方法で検証できない言説は、たとえ試みられたとしても、科学的ではないという評価を下され、かき消されていたであろう。多元的文化社会は、他者が属する文化とそれがもつ価値観にたいする繊細な感受性と広い寛容性を要求している。人種、文化、ジェンダー、社会的階層、地域への理解を欠いていては看護実践はできない。差異を普遍的で同質的な言説で一纏めに括ることはできないことに気づいた多くの看護科学者たちが、看護科学における複数パラダイムや混合研究方法《ミックスドメソッド》について語り始めていた[140]。

　看護科学のパラダイムは明らかに転換しつつあった。質的研究方法や混合研究方法《ミックスドメソッド》が広い範囲で用いられてきていた。とはいえ、量的研究方法が完全に排除されたわけではない。それは依然として優勢であった。すべての看護科学者がノートとテープレコーダーとデジタル・カメラを携えて、フィールド・ワークに出かけようとしているわけでもなければ、アクション・リサーチを企画しているわけでもない。実験と理論の検証に全力を注いでいる看護科学者たちも、大勢いる。それでも「大きな人間像」で記述された「大きな物語」は、既に看護科学者たちの眼中にはなかった。明らかに看護科学のパラダイムは論理実証主義からポストモダンへと転換してゆきつつあった。それは単一パラダイムから複数パラダイムへの転換であり、量的研究方法から量的・質的・混合研究方法《ミックスドメソッド》への転換をともなっていた。

第五章　看護科学者たちの社会文化体験《Cultural experiences》とパラダイムの転換

グランド理論の意義

「大きな人間像」によって記述された看護の「大きな物語」に共通する目的論的構造は、差異を特徴とする多元的文化社会では、もはや機能しなくなっていた。とはいえ、こうした看護の「大きな人間像」によって「大きな物語」を記述する作業こそが、グランド理論に看護理論としてのまとまりを与えてきたのである。また、そうした「まとまり」を形成することによって、グランド理論は、看護を意図的理性的実践行為として可視化させることに、成功してきたのだといえる。われわれは、今、看護とは何かということを、言葉によって説明することができる。看護とは「有意義な、治療的な、対人的プロセスである…看護とは創造的、建設的、生産的な個人生活や社会生活をめざす、パーソナリティの前進を助けることを目的とした教育的手立てであり、成熟を促す力である。」[1]あるいは、「看護師の独自の機能は、人々を、病気であっても健康であっても、彼らが必要な強さ、意思、または知識を備えていれば介助なしで行うであろうような、健康とその回復（または平和な死）に寄与する活動を行うのを助けること。同様に、人々ができるだけ早く自立できるように助けること。」[2]である、と。

既にみてきたように、もともと看護理論家たちが看護理論をとおして表象したのは、人間一般の基本像ではなく、看護実践の対象となる人間のモデル化された姿であった。人間一般の基本像は、看護実践の対象となる人間の姿をモデル化して記述した文脈から、それと読みとれるだけである。オレムは看護固有の人間観がどのように表象されてきたかについて、次のように述べている。

看護に固有の人間の見方というのは、人間は、誰でも、あらゆる時間をとおして、途切れることなく、継続的に充たされなければならない治療的セルフケア要件をもっているというものであり、これがより広汎な人間の見方を利用した理論的モデルをとおして、概念的に開発されたのである(3)。

オレムは、人間の何が看護科学において科学的認識を成立させるのかということには、言及していない。他の看護理論家の場合も、同様である。なぜであろうか？　だが、こうした疑問は明らかになない物ねだりか、理論家にたいする不当な詰問に等しい。ブラウン報告を受けて、看護実践に科学的基盤を与える作業に着手したとき、彼らが看護理論に割り当てた第一義的役割は、看護教育を高いレベルへ導いていくような、カリキュラム開発の枠組みとしての機能であった。この時点で、彼らが実践に合理的な根拠を与え、実践を支える科学になることを心底から望んでいたのは、紛れもない事実であるにしても、彼らの目的は、けっして、科学的認識活動の新しい領域を開拓することではなかった。彼らは意図的に看護科学のパラダイムを形成したのではない。ましてや、意図的にそれを転換したのでもない。看護理論といわれるものの特性を、オレムはいみじくも次のように述べている。

看護というものが人間社会に存在しているのではない。看護は、一般に知られている諸条件や諸関係が広く行きわたってきたとき、人間によって創り出されたのである。看護理論家の生活体験と世界についての看護師の観察と判断が、看護についての洞察を深め、人間のヘルスケアサービス、つまり看護の記述・説明へと繋がっていったのである(4)。

ナイチンゲールが登場するまで、他者を気遣い、他者をケアすることは、母性性と女性性の原理に基づいた行為であり、女性ならば誰でも「小鳥のように、本能によってできる」と思われていた(5)。看護すること、言い換えれば、他者が生きることを手助けするために、その人にできない部分があればそれを代理して、その生活の流れを整え直すことも、病がもたらす苦痛を和らげることも、新しい生命の誕生に手を差し伸べることも、人間の歴史のなかの最も古い日々から行われてきたのである。ケア（Care）は他者にたいする「関わり」を意味しているが、この行為は無償の行為として行われることによって、その社会的有用性が認識されるという、逆説的特性をもっている。そして、その特性のゆえに看護は評価され、重宝され、感謝されてきたのだともいえる。そういった私的行為が社会のなかで一つの職業として組織化され、高い公共性を帯びてきたとき、看護本来のケアする部分は、病気の治療という、より緊急度の高い、目に見える目的の背後にひっそりと押しやられてしまったのではないか？　ナイチンゲールは病人の病気が治っていく過程で、病人に光、清浄な空気、静けさ、温かさ、清潔など、つまり、人間が生きていくうえで欠くことのできない環境上の要件を整えることがいかに大事であるかを、縷々《るる》強調する一方で、「科学的知識や頭脳をもった医師や外科医の指示のもとに」

行われる看護を、職業としての看護のあるべき姿だと述べている。

ナイチンゲールは看護をアートであり、科学であり、専門職業であり、かつ天職《コーリング》であるものと規定し、その働きを、「自然が健康を回復させたり健康を維持したりする、つまり自然が病気や傷害を予防したり癒したりするのに最も望ましい条件に生命をおく」ことに見出している。この生命は、「植物の生命でもなければ、単なる動物の生命でもない」。環境から分離することのできない、心身の統一された、「人間の力、意識をもった力で生きている」人間の生命である。だからこそ、そういった生命が病気や傷害を予防したり癒したりするのに、最も望ましい条件を調える仕事を担っている女性たちには、それが看護師であれ、家庭の女性たちであれ、生命や健康の法則、疾病や疾病の原因についての知識と、組織化された科学的訓練による技術の習得が必要であると力説したのである(6)。ナイチンゲールが看護をアートであり、科学であり、専門職業であり、天職《コーリング》であると見ていたもう一つの理由は、彼女が生きた十九世紀、ヴィクトリア朝時代のイギリス社会における女性の姿がある。健康な国民をつくりあげるという重要な働きは、それが家庭にも、学校にも、職場にも、「人間の生活が営まれている限り」あらゆる場にある。だとすれば、その役割を家庭で実際に担っているあらゆる女性が、生命の法則や健康の法則に関する知識や指導をうけ、それに相応した能力を開発していかなければならない。それにも関わらず、女性の能力はそうした働きを遂行するのに必要なだけ充分に開発されてはいないというのが、彼女の認識であった。一八九三年、シカゴ大博覧会へ送った「女性の使命」と題するメッセージで、ナイチンゲールはそう述べている。だが、ナイチンゲールが提示した人間観は、十九世紀末から二十世紀初頭にかけて、看護の場が家庭から病院へと移行していく過程で、それ本来の意味をしだいに見失っていったかもしれない。ナイチンゲールが拓いた近代的看護教育自体が、その後の看護界に優れた教育と訓練をうけた看護師と、そうした教育と訓練をうける機会に恵まれなかった看護補助者との間に、地位のヒエラルキーを遺してしまったといわれている(7)。他者を気遣い、他者をケアする行為が、規則と管理が優先される病院や軍隊の堅苦しい組織のなかで、地位のヒエラルキーにそって整然と遂行されるときには、看護本来の人間観にとって代わって、管理の効率性の論理が看護師の行動原理になる(8)。伝承されてきた倫理観だけが実践を導いているあいだは、人間の姿は健康と政治・経済・文化的諸力との関係の網の目のなかに、明確な像を結ぶことはない。看護実践を導く合理的な原理は、看護師がもつ人間観のうえに形成されるのだという考えは、グランド理論の構築をとおして、初めて、看護師の集合意識になってきたといえるだろう。

グランド理論は人間全体を、すなわち、大人や子供の相異は言うに及ばず、文化、人種、社会的階層、性における差異を捨象して、歴史学がそうであったように、すべての人間が「ただ一つの統一体であるかのように表現…」(9)してきた。実際の看護教育において、子供はけっして大人のミニチュア・モデルではないと教え、解剖学では男性の身体と女性の身体の構造と機能のはっきりした相異が教えられている。最も直截的《ちょくせつてき》な差異は、カリキュラムのなかに組み込まれている一つの科目、すなわち母性と助産学である。女性は女の子から女性になり、そして母親になるというのであれば、男性も、男の子から男性になり、そして父親になるのではないか？　両性の間にカリキュラムで女性に特化した科目を立てなければならないほどの差異があるとすれば、当然、男性の成長発達と父性に特化した専門知識を教える科目が設けられてしかるべきではないか？　という疑問を、誰も抱かなかったのだろうか？

人間を「生きている存在」（Living being）として捉え、そう表現したナイチンゲールが、子供、とりわけ赤ん坊を一人の人間として理解していたことは明らかである。人間の赤ん坊という生き物は、あらゆる高等哺乳動物のなかで最も「能なし」な状態で生まれてくるので、母親の適切な庇護とケアがなければ自力で生命を維持することはできない。だからこそ、家族の健康管理という役割を担っている女性には科学的知識が必要なのだと、ナイチンゲールは力説したのである。しかし、その一方で、人間を「生きている存在」と包括的に表現している(10)。あらゆる人々がもっている差異を捨象して、「ただ一つの統一体であるかのように」表象された人間の姿は、差異を内包する多元的文化社会のなかで生活し、あるいは病んでいる人々の実態とは重なり合わない。九〇年代に現れてきたグランド理論にたいするきっぱりとした異議申し立ては、生活する主体としての人間から差異を捨象し、ただ一つの統一体であるかのように表象された人間の捉え方に向けられていたのだといえるだろう。クーンは、科学史においてパラダイムが転換したのは、通常科学が危機に直面したときであったと述べていた(11)。看護科学者たちが、自分と同時代の多元的文化社会で生きる人々の健康と、健康にたいする彼らの反応のなかに、従前の「大きな人間像」で記述された「大きな理論」では、もはや説明できない変則性が宿っていることに気づいたとき、看護科学は看護現象の新しい説明方法を求め始めたのだといえる。

それにしても、グランド理論世代の看護科学者たちの心を捉えた、科学が解き明かす普遍的真理への絶対的信奉は、どのようにして生まれてきたのか？　マンホールは看護科学者たちの職業的社会化過程にその遠因をみている。彼女の見解はこの疑問を解き明かすうえで、参考になるだろう。多くの看護師たちは、大学教育で受ける研究方法についての授業のなかで、まず量的研究方法から入っていく。つまり、科学というものの意味と方法は、暗黙のうちに、自然科学の文脈に沿って刷り込まれていくのである。しかし、大多数の看護学生にとって、入学目的は看護の実践者になることであって、研究者になることではない。看護学生たちに研究者になるための充分な構えができないうちに、量的研究方法による普遍的真理の発見こそ科学であると刷り込まれたとしたら、科学についてそれ以外の認識をもつことは困難であろう(12)という。

グランド理論世代の看護科学者たちが、職業的社会化過程をとおして、徹底的に身につけた科学の方法は、アート・バーマン（Art Berman）が人文主義的社会学の諸前提であると述べている態度のなかにみてとれる二つの特徴をもっている。それは、第一に、研究者が世界をそこから離れて客観的に見つめるということ。第二に、研究者が客観的データを単に収集するというだけではなく、科学的に収集するということである(13)。「世界」をそこから離れて客観的に見つめるという行為は、看護においては客観的に見つめる「世界」が、生きて、生活している人間であることによって、人間を物体視することにつながりかねない。客観的に見る行為は、看護師が見る主体として、客体である「世界」を見ることにおいて成立するからである。だが、他方で、看護師は自分と同時代の社会と文化がもたらす影響から逃れることはできない。また、何にもまして、看護の基礎教育をとおして刷り込まれた職業的価値観と態度は、容易に捨て去られるものではない。看護の場合、それは誠実、やさしさ、相手の身になることである。とすると、ここではデータを科学的に収集する行為の主体として、世界から離れて、客体との間に客観的な関係を結ぶという科学的研究の前提は揺らいでくる。ここにも科学として採る方法と、職業として採る価値や態度とのあいだに、捻れが存在しているのである。

では、科学者になるべき職業的社会化過程をとおして、それほどまでにがっちりと刷り込まれた普遍的真理への信奉は、なぜ揺らいできたのであろうか？　マンホールは、あらゆる現象の原因と帰結は合理的に説明できるとする啓蒙主義的方法にたいする不信感を、看護科学者たちにもたらしたのは、われわれが経験しつつある社会の「圧倒的な社会的多元性」と、「生きられている経験に込められた多元的リアリティ」であるという。最早、唯一中央だけが決定的な影響力をもっているのではない。周辺部もローカルもそれぞれが影響力をもっている。主観的なものも、意味も、異質なものも、種々雑多な考えも、多くの声も、実際に影響を及ぼす力をもっている。そして、それら各々が固有の真理をもっている。科学的・量的方法で測定できる普遍的な唯一の真理は、もはやあてにされていないのである[14]。一九八三年、『ナーシング・リサーチ』の「ある嵐の夜に」と題された巻頭言で紹介された新しい世代の看護科学者の告白は、単に、研究方法をめぐって、第一世代と第二世代のあいだに食い違いが生じ始めたらしいことを示唆しているというにとどまらない意味をもっている。それは、第一世代が借用理論の上にではあるが、ともかくも看護科学のパラダイムらしきものを築き上げたこと、そのパラダイムのなかで看護の通常科学と呼べなくもない知識体系が形成されつつあること、そして、そこでは量的研究方法が一般的であることを暗に示している。このような経過を辿って、曲がりなりにも看護科学のパラダイムが形をなしつつあったからこそ、第二世代はその範疇で看護科学者として社会化され、看護科学のパラダイムへのコミットメントの仕方を身につけたのである。この間、とりわけグランド理論構築期に、看護研究と研究者の養成にたいして、連邦政府から与えられた支援の重要性を過小評価することはできない。連邦政府は、法的制度の整備と経済的支援によって、看護科学のパラダイム形成に間接的に、しかし大きく寄与したのだといえる。

こうした地平に立って、人間と健康にたいする人間の反応を観察すると、そこには、教わってきた要素還元論的・量的研究方法では記述しきれない、新しい種類の現象が現れてきているのが見える。「私は数量派でした。でも…」という新しい世代の看護科学者の告白は、論理実証主義的科学の方法が、嘗ての日々に看護科学者たちのあいだに無条件的に拡げていた厚い信奉と強い影響力は、すでに揺いでいたことを示している。畢竟《ひっきょう》するに、人間一人ひとりがその生命活動を異なる生活の流れのなかで営んでいく過程で生じてくる健康上の問題を、その人自身が克服し、その人らしく生きていくことが生み出すリアリティには、量的研究方法によって発見できる唯一の真理など存在しないというのが、質的研究方法擁護派の考えである。量的研究方法から質的研究方法への転換は、看護科学が措定するリアリティそれ自体を、物それ自体として在るものから、人間が経験しつつある事柄との関係へと転換することに他ならない。量的研究方法をいでて、質的研究方法へ転換することは、質的研究方法が他者を気遣い、他者をケアする看護本来の働きから現れ出る現象を記述するのに適している以上、遅かれ早かれ、またそこへ還ってゆくであろう自然な回帰の流れであったといえるだろう。

ポストモダンの看護科学者たちが既存のグランド理論を論難するのには、理由がある。先に述べたように、グランド理論は論理実証主義の傘の下で、すべての人間が「ただ一つの統一体であるかのように」表象してきた。そして、そのように表象された人間像は、白人中産階級の生活と価値観を反映していた。とにかく看護実践の科学的基盤を築くために、どこからであれ学術の世界へ入ってゆかなければならないという、のっぴきならない事情があったとはいえ、グランド理論が白人中産階級の生活と価値観に立脚して、すべての人間をただ一つの統一体であるかのように表象したことによって、看護ケアを本当に必要としている、けれども社会の周辺部で生きている少数派《マイノリティ》は、記述対象から排除されてしまったのではないか。グランド理論を枠組みにして研究を進めてみても、アフリカ系アメリカ人も、ヒスパニックも、アジア系アメリカ人も、貧困層も、女性も、子供たちも、彼らの本当の健康上のニーズは浮かび上がってこないというのが、批判の骨子である[15]。また、それがフェミニズム派であれ、質的研究擁護派であれ、新しい波がグランド理論に抱く違和感は、グランド理論の「看護理論」としての正統性にたいする疑いから生まれてきている。医学や心理学、あるいは行動科学の理論を借用して構築されたグランド理論は、それらがもともと機械論的生命観のパラダイムの範疇にあるために[16]、人間を部分の総和以上の、統合された全体的存在としてみる看護の有機的人間観とは相容れない。そのうえ、グランド理論が借用し、基底に敷いてきた理論の多くは、まぎれもなく男性の眼からみた、あるいは男性サンプルから抽出されたデータに語らせた、「男性バイアス」のかかった理論に他ならない[17]。八〇年代後半以降、量的研究方法から質的研究方法へと鞍替えする研究者がしだいに増えてきていたからといっても、それは驚くにあたらない。質的研究方法こそ看護科学本来の方法であり、彼らは「我が家」へ帰ってきただけのことなのである[18]。

　科学革命が専門科学者集団のなかで起きるパラダイムへのコミットメントのシフト[19]だとすれば、看護科学に起きつつあるパラダイムの転換は、出発時点から、止むなく身を預けていたパラダイムに支配的であった機械論的人間観から、看護が心のうちに、長く、そして大切に抱き続けてきた本来の人間観―具体的な生活の流れを生きる、部分に還元されえない、統合された人間という、有機的人間観への回帰だとみることができる。あるいは、この進行しつつあるパラダイムの転換を、看護本来の価値観と、グランド理論世代の看護科学者たちがコミットメントしてきた価値中立的科学との間に横たわっていた、捻れを解消する試みとみることもできるだろう。グランド理論世代は価値から中立的にはなりえない看護実践の世界で、看護師として社会化されてきた。同時に、彼らは価値中立的科学の世界で研究者として社会化されてきた。看護実践は他者を気遣い、他者をケアする行為、つまり他者にたいする責任を引き受けようとする倫理観に基づいている。彼らはモデル借用の是非を議論しつつ、生物・医学、心理学、社会学、行動科学から理論や鍵概念を借用して、看護の理論を構築し、看護研究を進めてきた。しかし、彼らは看護実践から、他者にたいする責任を引き受ける行為がもっている価値まで捨象してしまったのではなかった。価値に基づいた、あるいは価値を内包する看護実践に関わる現象を、いかにして価値中立的科学の世界でいうところの理論として記述するか。看護理論家たちが直面してきた最も克服困難な問題が、ここにあったはずである。そして、人間が病むことのなかで経験する苦悩、希望、慰めなど、数量で測定することのできない体験の意味を、どのように科学的研究のルールにのせていくか。看護科学者たちがその捻れに苦しんできた問題が、ここにあったはずである。

彼らは、人間は要素に還元できる存在ではないことを知り尽くしながら、その一方で、要素還元論的方法によって、人間と健康にたいする人間の反応を記述しようとしてきたのである。こうした捻れは看護科学者たちを常に苦しめてきた。彼らは看護が自立した科学として成熟すれば、こうした捻れは自ずと解消するにちがいないと、看護科学の発展に望みを託してきたのである。だが、進行しつつある複数パラダイムへの転換は、こうした捻れ解消の糸口は、看護科学が価値中立的科学として単一パラダイムのなかで直線的に発展していく限り、見つからないであろうことを示唆しているように思われる。ポストモダンの看護はそのなかに伝統的な量的研究方法を含め、質的研究方法、混合研究方法《ミックスドメソッド》など、多様なディスコースのなかに、捻れ解消への糸口を探していくことになるのであろう。

看護科学のパラダイム転換の契機

看護科学においてパラダイムの転換を促したのは、看護科学者たちの社会文化体験《Cultural experiences》である。彼らは二十世紀がその後半に入るやいなや、論理実証主義の傘の下で科学の方法を学習し始め、看護理論を構築し、研究実績を積み上げ、それを「よく開発された学術的、科学的基盤をもった専門職として、看護は最も古いしっかりと確立された諸科学に比べると未熟ではある。しかしながら…看護の学術的、かつ科学的基盤は過去数十年のあいだにしっかりと成長してきた…われわれは本領を発揮できるようになってきた。」[20]と言える段階にまで発展させてきた。半世紀をかけて看護の通常科学を形成したのだといえる。こうした作業に携わっているあいだも、彼らは自分たちの時代の社会と文化を濃密に体験していたのであり、その体験をとおして映し出されてきたのが、同時代の人々の実像であった。

公民権運動、ヴェトナム戦争、消費者運動、フェミニズムは、人間にたいする彼らの視点を、急激にではないにしても、確実に変えていったといえる。そして、看護科学者たちの社会文化体験《Cultural experiences》をとおして観察された人間についての新しいリアリティが、論理実証主義のパラダイムの傘の下で形成されてきていた看護の通常科学と出くわしたとき、看護科学はそのパラダイムを転換し始めたのだといえる。こういう意味において、公民権運動、ヴェトナム戦争、消費者運動、フェミニズムを、看護科学におけるパラダイム転換の重要な契機と位置づけることができる。公民権運動とヴェトナム戦争は、看護科学者が人間観を転換していく最初の契機になったのであり、消費者運動は、患者を間主観的関係のなかに浮かび上がらせた。この時点で、患者は看護科学の単なる客体という位置から、主体でもある位置へと移動し始めていた。そして、フェミニズムは、看護の「大きな物語」のなかに、価値中立的、性中立的に表象されてきた「大きな人間像」のもつ虚構性に気づかせ、看護本来の方法へ回帰する勇気と力を与えたのだといえるだろう。

　論理実証主義の傘の下でグランド理論に表象されてきた「大きな人間像」が、価値中立的であることは、すでに見てきた。グランド理論全体に通底する特徴が、もう一つある。人間を指示するために用いられた言葉が“Man”であれ、“Patient”であれ、あるいは後に用いられるようになった“Person”であれ、そこには男性と女性という生得的な生物学的差異もなければ、社会文化的視点が加わって生じるジェンダー的差異もない。あるのは、精神と身体という二つの要素だけである。グランド理論において、人間像は大人も子供も、男性も女性も、この二つの要素が統合された状態において、全体的存在であるという位相のうえに表象されているのである。ギリガンは *In a Different Voice* で、心理学の発達理論は「男性が考える女」の衣服を着せられた女性の発達と成長を記述したにすぎなかったと[21]鋭く見抜いていた。しかし、看護のグランド理論に表象された人間像は、性中立的である。

だがこうした特徴をグランド理論の弱点と見なすのは、公平《フェア》ではないだろう。フェミニズム理論が客観的観察の成果と信じられてきた科学的理論のなかに潜む偏り《バイアス》を実証し始めたのは、八〇年代に入ってからであった。その代表的な仕事の一つがギリガンの *In a Different Voice* であった。また、ベレンキーらは *Women's Way of Knowing* で、女性の知の方法に見られる差異は、単に知の発達段階のレベル差を示しているのではなく、女性をとりまく人種・社会経済的要件と、それに起因する教育的背景の格差が生み出した、知の方法の階層化に他ならないことを示していた。こうした要因がもたらす桎梏《しっこく》から解放されない限り、女性は知の方法を「沈黙知」の段階から、やがて「受け身の知識」の段階を経て、「主観的知識」の段階へと進め、自分自身の考えをもち始める段階へは至れないであろう。ましてや、「手続き型（手順）知識」や、最終的には「知識の構成段階」へは遂に到達できまい。フリーダンが *The Feminine Mystique* を出版して、第二波フェミニズムの口火をきったのは一九六二年であった。その時点では、看護科学者たちはようやく「沈黙知」の段階をでて、「受け身の知識」の段階にあったにすぎない。

ベレンキーらは教育が女性の知の方法に与える影響力の強さを重視している。フェミニズムは看護科学者たちに、「男性優位の医療システムにおいて、意思決定権をもたない看護職がおかれている立場の無力さ」[22]を直視する勇気と力を与えただけではない。また、科学的理論そのもののなかに潜む性差別に気づかせただけでもない。彼らは、整備されつつあった大学院での訓練をとおして、彼ら自身の知の方法を、より洗練された「知識の構成段階」へと進化させていったのだとみるべきであろう。こうした、よくプログラムされた組織的訓練によって、いっそう洗練された知の方法へと進化させる集団的努力がなければ、たとえ多元的文化社会のなかに人間についての新しい現象が現れてきていたとしても、看護科学者たちが、今まで機能していた理論と研究方法が、新しい現象の記述にはうまく合わなくなっていることに、気づくことはなかったであろう。看護研究と看護科学者の育成にたいする連邦政府の支援が、看護科学のパラダイム形成に間接的に、しかし、大きく寄与したように、整備されてきた大学院教育をとおして進化してきた看護科学者の知の方法が、看護科学のパラダイム転換に寄与したであろうことは明らかである。

人間の生命と生活に、多くの場合、その破綻状態に近いところで関わる看護研究が、そもそも価値中立的であることはあり得ないだろうし、研究結果を一般化し得るとは限らないのではないかという疑問は、科学であらねばならないという、出発時点で自らに課した至上命令的目標によって、脇へ押しやられてきていた。だが、けっして消え去ってしまっていたわけではない。社会思想の新しい潮流としてのフェミニズムは、看護科学者たちが科学の背後に押しやってきた、他者を気遣い、他者をケアするという、責任の倫理に基づく実践が、価値中立的・性中立的科学のパラダイムの傘の下においてではなく、看護本来のパラダイムにおいて、科学として成立する可能性があることを、彼らに再確認させたのだといえるであろう。

最初のシグナル

このように、看護科学におけるパラダイムの転換を、看護科学者の社会文化体験《Cultural experiences》という視点からみると、その最初のシグナルはマーサ・ロジャーズのユニタリー・ヒューマン・ビーイングにみることができるであろう。ロジャーズ自身も、ロジャーズ学派の看護科学者たちも、看護科学における客観的・量的データを重視する要素還元主義から、相互作用的・統合的世界観に基づいた、主観的データと客観的データの両方を重視した、現象の全体的把握への転換は、ロジャーズのユニタリー・ヒューマン・ビーイングがもたらした新しい世界観にその契機を見ている[23]。しかし、人間の生活と健康についての生きられた体験に関する現象は、そこに意味や価値や関係が映し出される以上、それを記述する方法は一つの理論によって転換されるほど単純なものでないことは、既にみてきた。ロジャーズのユニタリー・ヒューマン・ビーイングは看護科学のパラダイム転換の直接的契機として働いたのではなく、看護科学のパラダイムは借用理論のうえにではなく、看護科学者独自の人間観のうえに形成できるのだということを示唆したのだと、控えめに見積もるほうが妥当である。

人間をユニタリー・ヒューマン・ビーイングとして表象する準備は、一九六三年からその翌年にかけて、ロジャーズ自身のなかで既にでき上がっていたと思われる。一九六三年に *Nursing Science* に発表された小論文で、ロジャーズは、人間を二元論的要素の構成体として捉える見方は時代遅れであるとみなし、看護の人間の捉え方は、"a oneness-a unity" 以外にはあり得ないと、次のように述べている。

理論の理解と形成は看護科学の焦点である。人間を有機体として扱うという基本的前提は、かろうじて持ちこたえられている。人間についてはこれだけ言えば充分である。人間有機体は a oneness-a unity を代表しており、これ以外の在りようはあり得ない。人間は原子・物理科学的要素の集合体以上のものであると思われる(24)。

さらに、翌一九六四年の *reveille in nursing* で、ロジャーズは、宇宙時代の幕開けとともに新しい科学技術が明らかにし始めた、宇宙と人間の融合を示す新しい知識のまえには、心身の二元論は最早無効であること、そしてそれに代わるものとして「生命過程」という概念が、人間に部分の総和以上のものとしての基本的な“unity”を与えるのだと述べている(25)。

一九五七年十月、ソビエトは最初の人工衛星スプートニクを打ち上げている。それに引き続くアメリカとソビエトの宇宙開発競争は、そこにアメリカとソビエトという冷戦構造下にある超大国間の政治的・軍事的対立があったにしろ、ロジャーズの眼には、もはや決定論的に固定された人間観へは立ち戻れない時代の幕開けと映っていた。彼女は、とりわけアポロの月面着陸、エレクトロニクスの開発、海底ケーブルの敷設を、人間が地球の主体であった時代から宇宙と相互に交換する時代への、また、因果論的関係の世界から予測不可能な関係世界への転換のシグナルとして受けとめていた。来るべき時代の主体は、「超越的ユニティの新世界における Homo spatialis である」(26)。とはいえ、ロジャーズはユニタリー・ヒューマン・ビーイングを全宇宙の中心にあって揺らぐことのない絶対的存在として位置づけたのではなかった。人間は全宇宙を支配する存在ではない。宇宙のなかに在って、それに活かされる存在である。人間と宇宙はエネルギーの交換という言葉によって表象される相互関係にある。それは支配と被支配の関係ではなく、平等な相互関係である。ロジャーズが看護科学のパラダイムについて、それはもう既に因果関係のパラダイムをいでて、相互関係のパラダイムへと入っているのだと述べている言葉は、彼女がユニタリー・ヒューマン・ビーイングに込めて規定した「宇宙」と人間の関係という視点に立ってみると、その含意が明らかに見えるのである。

一九九〇年、モーリーン・ドイル（Maureen B. Doyle）ら教え子たちと交わした談話のなかで、ロジャーズは、西暦二千年までに人間は月に住み始めるだろうと述べている。ロジャーズの予測はものすごく楽観的な気分と期待に膨らんでいる。この楽観的な気分と期待は、今まで体験したこともない、宇宙を舞台にした科学技術時代の幕開けを告げている人工衛星の打ち上げを、身をもって体験しているロジャーズの高揚した感情の吐露そのものであったに違いない。一九六八年、ロジャーズは学生や同僚たちに看護の新しい世界観について語り始めている。一九七〇年に上梓された *An Introduction to the Theoretical Basis of Nursing* で提唱したユニタリー・ヒューマン・ビーイングの原型となった考えである。しかし、彼女が提示した新しい世界観は、七〇年代までに他の諸理論が示してきた世界観とはかけ離れたものであり、看護界でそれを理解できる者は多くはなかった(27)。既に見てきたように、看護科学のパラダイムの転換が実際に進行していくのは、やっと九〇年代に入ってからである。

それにも関わらず、ユニタリー・ヒューマン・ビーイングのなかに看護科学におけるパラダイム転換の最初のシグナルが灯っていたとみるのは、打ち上げられた人工衛星に、今まで人類が経験したことのない人間と世界の関係の時代が、新しい空間と時間を舞台に、到来しつつあることを、ロジャーズが期待の入り交じった緊張感でもって、いち早く、感じ取っていたからである。ユニタリー・ヒューマン・ビーイングは借用理論のうえに表象されたものではない。ロジャーズは人間を乗せて宇宙へ飛び出していく金属製のカプセルに、他分野から理論を借用しなくとも、看護科学が人間像を独自に措定できる領域があることを感知したのではないか。言い換えれば、ロジャーズは彼女自身の社会文化体験《Cultural experiences》をとおして捉えられた、近未来社会で予想される人間の姿を、ユニタリー・ヒューマン・ビーイングとして表象し、それによって、看護科学は固有の人間像を独自に表象し得ることを示したのである。

ロジャーズのユニタリー・ヒューマン・ビーイングには二重の類比《アナロジー》が隠されている。まず、ロジャーズが看護科学の世界に投げかけた新しい人間像は、レオ・マークス（Leo Marx）が *The Machine in the Garden*（『楽園と機械文明』）で類比した、十九世紀中頃のアメリカの、崇高で広大な自然のなかに拡がる、調和のとれた田園風景が象徴する秩序社会と、その楽園的秩序を破って突如侵入してきた鉄の馬（蒸気機関車）との関係を想起させる。鉄の馬—蒸気機関車—は十九世紀後半のアメリカ社会において、急速に発達してきていた機械文明と産業社会を象徴するものである。新世界として発見されて以来、アメリカ社会は田園の秩序に人間最高の、そして、最も崇高な憧憬とモラルの立脚点をおいてきた。田園という自然状態の単純さの原風景のなかにこそ、アメリカ社会が理想としてきた楽園があった。しかし、そうした社会は南北戦争後、急速に工業化と都市化の方向へ向かう、激しい社会変動のなかへ投げ出されていた。電気、通信、鉄道など相次いださまざまな発明は、家庭生活、ビジネス、交通と通信に革命的な変化をもたらしていた。マークスはこうした十九世紀後半のアメリカ社会の根本的変革の様子を、開拓された自然のなかの理想郷としての田園風景のなかへ、突如姿を現した鉄の馬――蒸気機関車――に類比したのである[28]。楽園としての田園風景と蒸気機関車の類比がアメリカの文化的伝統を形成してきた原風景から生まれているとすれば、その同じ文化的伝統のなかに生まれ育ったロジャーズが、宇宙へ向けて打ち上げられた人工衛星を、五〇年代から六〇年代に至る社会状況――豊かな社会の表面的な平穏さを打ち破り、高度に科学技術化された社会へと、すでに向かい始めている激しい変化を象徴するものとして受けとめ、そうした変化は間違いなく人間の生き方を変えるであろうと予測したのだと推測することができる。

人工衛星の打ち上げは、ロジャーズ自身にとっても、楽園的田園風景のなかに姿を現した巨大な鉄の馬――蒸気機関車――を目撃するような出来事に匹敵するような衝撃的体験であったであろう。こうした科学技術上の革新的な出来事が、大学で自然科学を専攻したことのあるひとりの看護科学者が人間に向ける眼差しに、何の印象も残さなかったと考えるのは現実的ではない。ロジャーズが学生たちと交わした対話は、宇宙開発が彼女のユニタリー・ヒューマン・ビーイングの形成にどのような具体的ヒントを与えたかということについてではなく、むしろ、そのヒントがどのような形のものであったにしろ、看護理論家が、その思想形成において、同時代の社会文化体験《Cultural experiences》全体から逃れ難い影響を受けることを示している。しかし同時に、ユニタリー・ヒューマン・ビーイングとして表象された彼女の人間観が、看護科学者たちと看護師たちのあいだですぐには理解されず、共感も呼び起こさなかったとしても、それも不思議ではない。国内に拡がるヴェトナム戦争にたいする反戦気分と、公民権運動を目の当たりにしてきた看護科学者と看護師たちの眼には、ロジャーズの言説はあまりにも楽観的すぎると映ったかもしれないのである。宇宙時代の人間について語るロジャーズの言葉には、人間の進歩、発展、希望、平和、平等、自由、幸福のすべて、すなわち、建国以来のアメリカが抱き続けてきたアメリカの理想を現実のものとする力がそこにあるとでも信じているような響きが感じられる。だが、『ナーシング・リサーチ』と『ナーシング・アウトルック』の巻頭言の行間から推し量る限り、人間の未来にたいするロジャーズの楽観的期待は、社会で現実に起きている問題の圧倒的な身近さが生み出す緊張感と緊急性からみれば、抽象論にすぎないように思われる。一九七〇年、『ナーシング・アウトルック』の編集者フォンセカは、「人間が部分の総和ではないように、人間の性も生理的行為として切り離されたもの以上のものなのである。」(29)と、上梓されたばかりのロジャーズの「生命過程理論」から、ユニタリー・マンの特性を示す表現を、いち早く引用している。だが、ここでの編集者の目的は、若者のあいだで進行している「性革命」を擁護し、性が「人間であることの質」に関わる必須の要件であることを強調するためであった。大方の関心は、「政治社会的大変動の時代の困惑するような問題」(30)、すなわちヴェトナム戦争に向けられていた。一九七〇年、『ナーシング・アウトルック』の無署名の巻頭言は、「われわれの多くは、日々行われている無神経な虐殺とひどい傷害を与える行為に―つまりヴェトナム戦争そのものに反対しているのだ。」だからこそ、怒れる若者たちや帰還兵たちをケアしてきたのだと(31)、怒りを露わにしている。

『ナーシング・リサーチ』の最初の十五年間は、先行する諸科学の方法を学習し、学位をとり、研究の量を増やし、研究の質を改善してゆけば、やがて看護は科学になるだろうという、明るい展望に浮き立っていたようにみえる。こうした社会の進歩と発展への無条件的とも言える楽観的信奉を最初に突き崩したのが、ヴェトナム戦争であった。血塗られた泥沼の大地にしゃがみこんで、わが子の死体に絶望と怒りの眼差しを向けるヴェトナム女性の姿が、看護を自らの職業として選択した看護科学者である女性たちの胸を抉らないわけがない。報道写真が伝えるヴェトナム女性の姿に釘づけになった眼は、やがて痛烈な悔恨と自己批判をともなって、自国の都市の片隅で寒風に曝されながらゴミ捨て場で食べ物を漁る貧困者や、大学のキャンパスで互いに暴力をふるい合う黒人学生たちと白人学生たちへも向けられてくる。われわれは今まで人間の姿をどのように見てきたのだろうか？　グランド理論の同質化された穏和な人間観に初めて疑いが入ったのは、この時期であった。

　ユニタリー・ヒューマン・ビーイングとして表象された人間像は、看護科学者は借用理論をとおしてではなく、自らの社会文化体験《Cultural experiences》をとおして感得した人間の姿を表象し、その上に看護科学固有のパラダイムを形成することができるのだということを示唆したのである。同時にそれは、論理実証主義のパラダイムから借用してきた理論の上に築かれてきた看護科学は、遅かれ早かれ、その人間観も科学の方法も転換せざるを得なくなるであろうことを予告していたのである。ロジャーズの「生命過程理論」は看護科学におけるパラダイム転換の直接的契機だったのではない。それはパラダイム転換の必要性を予告する、最初のシグナルだったのである。

新しいパラダイムの方向

ロジャーズはユニタリー・ヒューマン・ビーイングに似合った新しい看護科学の方法を提示するこ

とに、成功しているとは言えない。ロジャーズ学派の看護科学者たちは、ロジャーズ以前の看護科学の方法が論理実証主義―ロジャーズ学派の看護科学者たちは因果論と表現しているが―に依っているのにたいして、ユニタリー・ヒューマン・ビーイングの科学が扱うのは現象の関係性であり、その方法は非因果論的であると述べている。しかし、その議論はエリザベス・バレット（Elizabeth A. M. Barrett）の論文にみられるように、因果論対非因果論、量的研究方法対質的研究方法の域内にとどまり、結局のところ、研究方法は、研究が立てる問いが部分に還元できない「全体の現れ」にその焦点を合わせているか、それとも「部分」に合わせているかによって決定されるのだという結論に行き着いている。こうした立場は、看護科学が「現時点で、量的研究方法の有用性をもっと徹底的に検討してみもしないで、それを捨て去ってしまうのは、賢明なことではない」という見解に収斂されてしまうのであるが、バレット自身も、それがロジャーズ学派の「哲学的全体主義」の弱点であることを認めている(32)。

質的研究方法は、ロジャーズの「生命過程理論」とは別個に、八〇年代中頃には看護科学者たちによって採り入れられ始めていた。ロジャーズ学派の看護科学者たちは、八〇年代中頃には、質的研究方法か量的研究方法かという二者択一的視点を、量的研究方法も質的研究方法もという複数の研究方法を併用する方向へと転じている(33)。そればかりか、「非線形質的―量的図式」を提唱し、第一段階の作業としての質的研究方法には、「発見と理論構成」の機能を、第二段階の作業としての量的研究方法には、「検証」機能を振り当てている。それは、二つの世界観の両立性を実証できるからではなく、二つの世界観は共に真か偽かという命題においてではなく、手元においてすぐに問題解決に利用するという観点で具体化できるからという実利的理由によっている[34]。経験論的実証主義に根ざす研究方法を、それが因果論であるがゆえに、看護科学の、すなわち、人間を部分の総和以上のものとしてホリスティックに捉える科学にはそぐわない、不適切な方法であるとして退けようとすることと、一方で、結局のところ、それを完全に退けるための正当な理由が見つからないということとは、自家撞着《じかどうちゃく》的である。ロジャーズの「生命過程理論」が、看護科学のパラダイム転換の直接的契機にはなり得なかった、もう一つの理由がここにあるといえるだろう。

　ロジャーズ学派がパラダイムと研究方法の関係について抱いている考えにたいする疑問は、彼らが看護科学のパラダイムとして複数パラダイムの並立を前提としていることを理解すると、ある程度解けるかもしれない。バレットは、「ホリズムの方向へと移行している主要なパラダイムでは、伝統的な実験的デザインも含め、量的研究方法を放棄してはいない。むしろ、新しい世界観が反映された、全く異なった理論的観点から概念化された、異なった問いが立てられる」[35]のだと述べ、パラダイムという概念がただ一つの世界観と排他的に結びつくのではなく、多数の、異なる世界観がそれぞれ異なるパラダイムを形成するのだということを認めている。ここには、既に単一パラダイムから、差異を前提とした複数パラダイムへと移行していく兆しが読みとれるのである。それは、そのこと自体が、既に看護におけるパラダイムの転換であろうと思われる。バレットはそれを「意識的多元論」と呼び、こうした研究活動の「意識的多元論」によって問われてくるのは、研究される現象と、立てられた問い、そして選択された研究方法との間の「折り合いの良い適合性」であると述べている[36]。

　ところで、研究活動に求められるこうした必須の要件は、ユニタリー・ヒューマン・ビーイングの科学にだけ求められることであろうか？　バレットの議論はその中心軸をロジャーズ学派の研究者の視点に沿わせているが、それは八〇年代に交わされた看護科学と看護研究方法の関係についての議論のなかで、看護科学者のあいだに大きな見解の相違が存在していたことを物語っている。この議論の中心にあったのは、看護科学が採るべき研究方法は量的研究方法か、質的研究方法かという、二項対立的問題のみならず、看護研究の方法は特定の科学哲学と結びついているべきか、否かという、より根本的な哲学的問題であった。だが、こうした科学哲学上の議論は、それぞれの科学者の抱く世界観や信条から発せられているだけに、平行線を辿るだけで、結局不毛に終わらざるを得ない。しかし、カーパーの“Fundamental Patterns of Knowing in Nursing”は、看護科学のなかには知識の領域と知の方法のみならず、価値と倫理の問題も含まれるのだということを示していた。

　結局、看護科学のパラダイムは転換したのか？　という問題は、看護科学者たちの人間を見つめる視座がなぜ変化していったのかという問題に尽きてくるわけである。研究方法の変化は、それに付随して生じてくる問題である。看護が世界というとき、それは人間の日常生活の世界である。「世界」の関与要件は時間と空間である。すなわち、人間が生きている世界として現れる世界でなければならない。ロジャーズはユニタリー・ヒューマン・ビーイングが生きる場を宇宙に想定し、ニューヨーク大学の学生たちの質問に答えて、「約五十年もすればホモ・サピエンスはHomo spatialisを超え、宇宙に移り住むようになるだろう。今日の宇宙飛行士たちはHome spatialisの先駆者である」[37]と述べている。ロジャーズがユニタリー・ヒューマン・ビーイングとして表象した人間像が、彼女の社会文化体験《Cultural experiences》に由来していることは確かである。しかし、現に社会で生きている同時代の人々の世界についての観察と、それの厳密な吟味の上に立っていたとは言えないのではないか。看護師が気遣い、看護師がケアをするのは、「今・ここ」で生活の流れを生きている人々なのである。人間が示す進化過程は、人間一人ひとりが各自の生活の流れのその時・その場で示す進化でなければなるまい。九〇年代に入って、ロジャーズの「生命過程理論」が、少数派《マイノリティ》に関心をもつ看護科学者グループから、ユニタリー・ヒューマン・ビーイングはあまりに抽象的すぎ、現実に社会に溢れている人々のせっぱ詰まった健康上の問題を解決する役には立たないと言う批判に曝されるようになったのは、こうした理由によってであっただろう。新しい世代の看護科学者たちが求めていたのは、「今・ここ」で展開されている社会状況のなかで生きる人々に、気遣いとケアの手を差し延べるためのパラダイムである。

看護科学の論理実証主義的パラダイムからポストモダン—それの意味は、現時点ではあまりにも曖昧であるにしても—への転換は、看護本来の意味と価値へ立ちかえったうえで、固有の科学としての立脚点と方法を探り直そうとする動きであるといえるだろう。科学としての要件をどれほど完全に整えようとも、看護が遂に振り払い、捨象してしまうことのできないものは、知らず知らずのうちに、より弱い者へと向いてしまう気遣いとケアの眼差しである。

註

序章

(1) Florence S. Downs, "One Dark and Stormy Night," Editorial, *Nursing Research* 32-5 (1983) : 259.

(2) Patricia L. Munhall, "Epistemology in Nursing," in *Nursing Research : A Qualitative Perspective*, 3rd ed., ed. Patricia L. Munhall (Sudbury, Massachusetts : Jones and Bartlett Publishers, 2001), 37-64.

(3) Downs, "One Dark and Stormy Night."

(4) 同上.

(5) Violet M. Malinski, "Nursing Research and the Human Science," *Nursing Science Quartely*, 15-1 (2002) : 14-20 ; Munhall, *Nursing Research : A Qualitative Perspective*, 3rd ed., 2.

(6) Josephine G. Paterson and Loretta T. Zderad, *Humanistic Nursing* (New York : John Wiley & Sons, 1976), 9.

(7) Barbara A. Carper, "Fundamental Patterns of Knowing in Nursing," *ANS* 1-1 (1978) : 13-23.

(8) Patricia Benner, *From Novice to Expert—Excellence and Power in Clinical Nursing Practice—*, Menlo Park (California : Addison-Wesley, 1984).

(9) Hildegard E. Peplau, *Interpersonal Relations in Nursing* (New York : G. P. Putnam's Sons, 1952).

(10) Florence S. Downs, "A Theoretical Question," Editorial, *Nursing Research* 31-5 (1982) : 259.

(11) Margaret A. Newman, *Health as Expanding Consciousness* (St. Louis : C. V. Mosby, 1986).

(12) Martha E. Rogers, *An Introduction to the Theoretical Basis of Nursing* (Philadelphia : F. A. Davis, 1970).

(13) Violet M. Malinski, "Nursing Research and the Human Science," *Nursing Science Quartely*, 15-1 (2002) : 14-20 ; Munhall, *Nursing Research : A Qualitative Perspective*, 3rd ed.

(14) Newman, *Health as Expanding Consciousness*, 4. ; Janet M. Witucki, 野島良子訳〝マーガレット・

ニューマン—健康のモデル〃『看護理論家とその業績』第3版、アン・マリナー・トメイ、マーサ・レイラ・アリグッド編、都留伸子監訳（医学書院、2004), 591-617, 所収.

(15) Florence S. Downs, “Dig We Must,” Editorial, *Nursing Research* 33-5 (1984) : 254.

(16) Thomas S. Kuhn, *The Structure of Scientific Revolution*, 2nd ed. (Chicago : University of Chicago Press, 1962, 1970), 中山茂訳『科学革命の構造』（みすず書房、1971), 58-73.

(17) 同上、198.

(18) 同上、13.

(19) M. Elizabeth Carnegie, “ANF Directory Identifies Minority Nurses with Doctorates,” Editorial, *Nursing Research* 22-6 (1973) : 483. ; M. Elizabeth Carnegie, “Quo Vadis”, Editorial, *Nursing Research* 27-5 (1978) : 277-78.

(20) Editorial, “Research and the Promise of the ANA Stand on Education,” *Nursing Research* 15-1 (1966) : 3.

(21) M. Elizabeth Carnegie, “The Research Attitude Begins on the Undergraduate Level,” Editorial, *Nursing Research* 23-2 (1974) : 99.

(22) Florence S. Downs, “Glue,” Editorial, *Nursing Research* 38-3 (1989) : 133.

(23) ________, “Fleshing Out the Bones,” Editorial, *Nursing Research* 34-6 (1985) : 326.

(24) Carole A. Anderson, “Scholarship : How Important Is It?” From The Editor, *Nursing Outlook* 43-6 (1995) : 247-48.

(25) Carper, “Fundamental Patterns of Knowing in Nursing.”

(26) Richard H. Brown, “Post Representation, Postmodern Affirmation,” in *Postmodern Representation : Truth, Power, and Mimesis in the Human Sciences and Public Culture* (Chicago : University of Illinois Press, 1995), 1-9.

(27) Kuhn, 中山茂訳『科学革命の構造』、85-86.

(28) American Nurses' Association, *Nursing : A Social Policy Statement* (Kansas City : American Nurses Association, 1980).

(29) Munhall, *Nursing Research*：*Qualitative Perspective*, 3rd ed., 7.

(30) Thomas S. Kuhn, *The Structure of Scientific Revolution*, 2nd ed., Enlarged（Chicago：University of Chicago Press, 1962, 1970）, 23.

(31) バリー・バーンズ、野家啓一訳〝トーマス・クーン〟『グランドセオリーの復権―現代の人間科学』クェンティン・スキナー編、加藤尚武他訳（産業図書、昭和63年）, 154. 所収.

(32) Immy Hollway, *Basic Concepts for Qualitative Research*（Malden, MA：Blackwell Science, 1997）, 47-49.

(33) エーリッヒ・フロム、日高六郎訳『自由からの逃走』創元社、昭和26年、306.

第一章　揺籃《ようらん》期の看護科学―一九五二～一九六七

一九五二年

(1) Editorial, "Sponsorship of Nursing Research," *Nursing Research* 10-4（1961）：195.

(2) Genevieve K. Bixler, "What Is Research?" *Nursing Research* 1-1（1952）：7-8.

(3) Florence S. Downs, "One Dark and Stormy Night," Editorial, *Nursing Research* 32-5（1983）：259.

(4) Bixler, "What Is Research?"

(5) Hildegard E. Peplau, *Interpersonal Relations in Nursing*：*A Conceptual Frame of Reference for Psychodynamic Nursing*（New York：G. P. Putnam's Sons, 1952）.

専門職としてのアイデンティティ危機《クライシス》

(6) Cradys Sellew and C. J. Nuesse, *A History of Nursing*（St. Louis：C. V. Mosby, 1946）, 極東学芸通信出版社編集部訳『看護史』極東学芸通信出版社、昭和24年、495.

(7) 同上、496.

(8) 同上、497.

(9) Beatrice J. Kalisch and Philip A. Kalisch, "Cadet Nurse：The Girl with a Future," *Nursing Outlook* 21-7（1973）：444-49.

(10) Josephine A. Dolan, *History of Nursing*, 12th ed.（Philadelphia：W. B. Saunders, 1968）, 343.

(11) Sellew and Nuesse, 極東学芸通信出版社編集部訳『看護史』、497-98.
(12) 同上、504.
(13) Elizabeth M. Jamison and Mary F. Sewall, *Trend in Nursing History* (Philadelphia : W. B. Saunders, 1949), 540.
(14) Joan Lynaugh "Four Hundred Postcards," *Nursing Research* 39-4 (1990) : 254-55 ; Julie Fairman, "Watchful Vigilance : Nursing Care, Technology, and the Development of Intensive Care Units," *Nursing Research* 41-1 (1992) : 56-60.
(15) Barbara Melosh, "*The Physician's Hand*" : *Work Culture and Conflict in American Nursing* (Philadelphia : Temple University Press, 1982), 46.
(16) 同上、58.
(17) Ester L. Brown, *Nursing for the Future : A Report Prepared for the National Nursing Council* (New York : Russell Sage Foundation, 1948), 小林冨美栄訳『これからの看護』日本看護協会出版部、昭和41年.
(18) 同上、46.
(19) 同上、76.

看護理論の構築

(20) Virginia Henderson, *Basic Principles of Nursing Care* (Basel : International Council of Nurses, 1960).
(21) Virginia Henderson, *The Nature of Nursing : A Definition and Its Implications for Practice, Research, and Education* (New York : Macmillan, 1966), 湯槇ます・小玉香津子共訳『看護論』日本看護協会出版部、昭和43年.
(22) 同上、23.
(23) 小玉香津子氏は、アン・マリナー・トメイ、マーサ・レイラ・アリグッド編、都留伸子監訳『看護理論家とその業績』第3版、医学書院、2004年の第8章、Ann Marriner Tomey, 〝ヴァージニア・ヘンダーソン：看護の定義〟に訳注をつけて、1955年にアメリカ看護協会が採択した看護の定義を次のように紹介している。

専門職看護の業務は、傷病者もしくは虚弱者の観察、ケアおよび助言、あるいはその他の人々の健康保持と疾病予防、専門職看護師以外の要員の監督と指導、免許取得の医師あるいは歯科医師の処方に基づく与薬と処置の施行、などにかかわるあらゆる行為であるところの有償活動である。これは相当度の専門的判断と技術を要する業務であり、かつ生物学、その他の自然科学、社会科学の原理についての知識とその応用をふまえてなされる。上記には、診断、治療あるいは矯正方法の処方、の行為は含まれないとみなす。(p. 108.)

(24) Faye G. Abdellah, Irene L. Beland, Almeda Martin, and Ruth V. Matheney, *Patient-Centered Approaches to Nursing* (New York : Macmillan, 1960), 千野静香訳『患者中心の看護』医学書院、1963.

(25) Ann M. Tomey, 輪湖史子訳、フェイ・グレン・アブデラ―21の看護問題、アン・マリナー・トメイ、マーサ・レイラ・アリグッド編、都留伸子監訳『看護理論家とその業績』第3版、126, 所収.

(26) Afaf I. Meleis, *Theoretical Nursing : Development and Progress* (Philadelphia : J. B. Lippincott, 1985), 172.

(27) 同上、171-75.

(28) Dorothy E. Johnson, "The Behavioral System Model for Nursing," in *Conceptual Models for Nursing Practice*, 2nd ed., eds. Joan P. Riel and Callista Roy (New York : Appleton-Century-Crofts, 1980), 207-16.

(29) ———, "Theory in Nursing : Borrowed and Unique," *Nursing Research* 17-3 (1968) : 206-9.

(30) Jonathan H. Turner, *The Structure of Sociological Theory*, 3rd ed. (Homewood, Illinois : Dorsey Press, 1982) ; George Ritzer, *Sociological Theory* (New York : Alfred A. Knopf, 1983), 179-218.

(31) Johnson, "The Behavioral System Model for Nursing."

(32) Ida J. Orlando, *The Dynamic Nurse-Patient Relationship : Function, Process and Principles of Professional Nursing* (New York : G. P. Putnam's Sons, 1961), 8.

(33) 同上、1.

⑶④ Ernestine Wiedenbach, *Clinical Nursing：A Helping Art*（New York：Springer, 1964）, 14–15.
⑶⑤ 同上、6.
⑶⑥ 同上、6–7.
⑶⑦ 同上、17.
⑶⑧ Joyce Travelbee, *Interpersonal Aspects of Nursing*, 2nd ed.（Philadelphia：F. A. Davis, 1971）, vii.
⑶⑨ 同上、20.
⑷⓪ Myra E. Levine, *Introduction to Clinical Nursing*, 2nd ed.（Philadelphia：F. A. Davis, 1973）; Jacqueline Fawcett, "Analysis and Evaluation of Levine's Conservation Model," in *Levine's Concervation Model：A Framework for Nursing Practice*, eds. Karen Moore Schaefer and Jane Benson（Philadelphia：F. A. Davis, 1991）, 13–43.
⑷① Levine, *Introduction to Clinical Nursing*, 2nd ed., 6–18.
⑷② ________, "The Conservation Principles：A Model for Health," in *Levine's Concervation Model：A Framework for Nursing Practice*, 2–3.
⑷③ 同上、1.

看護研究の最初の十年

⑷④ Editorial, "Introduction," *Nursing Research* 9–2（1960）：51.
⑷⑤ Helen L. Bunge, "The Time Is Late," Editorial, *Nursing Research* 1–3（1952）：3.
⑷⑥ Editorial, "An Opening Door," *Nursing Research* 4–1（1955）：3.
⑷⑦ ________, "Nurses for a Growing Nation," *Nursing Research* 6–1（1957）：3.
⑷⑧ ________, "U. S. P. H. S. Division of Nursing," *Nursing Research* 9–4（1960）：177.
⑷⑨ ________, "An Opening Door."
⑸⓪ ________, "Making *Nursing Research* Representative," *Nursing Research* 3–3（1955）：99.
⑸① ________, "A Decade of Progress," *Nursing Research* 11–1（1962）：3.
⑸② ______, "The Professional Nurse and Research in Nursing," *Nursing Research* 11–2（1962）：67; Editorials, "After Ten Years—Focus for the Future," *Nursing Research* 11–3（1962）：131.

(53) ________, "After Ten Years—Focus for the Future."
(54) 同上.
(55) Editorials, "Criteria and Criterion Measures," *Nursing Research* 11-4 (1962) : 203.
(56) 同上.
(57) 同上.
(58) 同上.

外から押し寄せてくる新しい知識の波

(59) Editorial, "Support for Research in Nursing," *Nursing Research* 12-2 (1963) : 67.
(60) ________, "Progress and Problems," *Nursing Research* 13-1 (1964) : 3.
(61) ________, "Nursing Research—Report for 1964," *Nursing Research* 14-1 (1965) : 3.
(62) ________, "Support for Research in Nursing."
(63) ________, "The Challenge of Difference Opinions," *Nursing Research* 12-3 (1963) : 139.
(64) ________, "The Nurse and The Engineer," Editorials, *Nursing Research* 12-4 (1963) : 211.
(65) 同上.
(66) 同上.
(67) Editorials, "New Bibliographic Tool," *Nursing Research* 12-4 (1963) : 211.
(68) ________, "ANA Conference Group on Research Dissolved," *Nursing Research* 13-3 (1964) : 195.
(69) ________, "The Nurse and The Engineer."
(70) ________, "Laboratory Facilities for Nursing Research," *Nursing Research* 13-4 (1964) : 291.
(71) 同上.

自立への志向

(72) Paul Levine and Harry Papasotiriou, *America since 1945 : The American Moment* (New York : Palgrave Macmillan, 2005), 113.
(73) President Lyndon B. Johnson's Annual Message to the Congress on the State of the Union, January 4, 1965,＜http://www.1bjlib.utexas.ddu/johnson/archives.hom/speeches.650104.asp.＞

Jan. 7, 2008.

(74) Editorial, "Wanted : Vision and Statesmanship," *Nursing Research* 15-4 (1966) : 291.

(75) ________, "Nursing Care Research and the President's Health Message," *Nursing Research* 14-1 (1965) : 3.

(76) ________, "Wanted : Vision and Statesmanship."

(77) ________, "Research and the Promise of the ANA on Education," *Nursing Research* 15-1 (1966) : 3.

(78) Carolyn O. Boyd, "Philosophical Foundations of Qualitative Research," in *Nursing Research : A Qualitative Perspective*, 3rd ed., ed. Patricia L. Munhall (Sudbury, Massachusetts : Jones and Bartlett Publishers, 2001), 65-92.

(79) Barney G. Glaser and Anselm L. Strauss, *The Discovery of Grounded Theory : Strategies for Qualitative Research* (New York : Aldine Publishing, 1967), 後藤隆・大出春江・水野節夫訳『データ対話型理論の発見』新曜社、1996.

(80) Jeanne C. Quint, *The Nurse and the Dying Patient* (New York : Macmillan, 1967), 武山満智子訳『看護婦と患者の死』医学書院、1968.

(81) Edith P. Lewis, "Quantifying the Unquantifiable," Editorial, *Nursing Outlook* 24-3 (1976) : 147.

(82) Editorial, "The Second ANA Nursing Research Conference," *Nursing Research* 15-2 (1966) : 99.

(83) ______, "The First American Nurses' Association Nursing Research Conference," *Nursing Research* 14-2 (1965) : 99.

(84) ________, "The Second ANA Nursing Research Conference."

(85) 同上.

(86) 同上.

(87) Editorials, "Report from the Editor," *Nursing Research* 16-1 (1967) : 3.

(88) Lucille E. Notter, "Report of the Editor—January 1968," Editorial, *Nursing Research* 17-1 (1968) : 3.

(89) ________, "The Nurse Training Act of 1964 : Appraisal and Next Steps," Editorial, *Nursing Research* 17-2 (1968) : 99.

(90) Lyndon B. Johnson, 557-Remarks Upon Signing the Nurse Training Act of 1964,<http://www.presidency.ucsb.edu/ws/index.php?pid=26484>, Jan. 8, 2008.

(91) Patricia L. Munhall, *Nursing Research : A Qualitative Perspective*, 3rd ed. (Sudbury, Massachusetts : Jones and Bartlett Publishers, 2001), 71.

第二章　研究の自然史的段階と演繹的理論構成の段階のはざまで―一九六八〜一九七九

新たな問い―「看護科学」とは何か?

(1) Lucille E. Notter, "Moving Ahead in Nursing Research," Editorial, *Nursing Research* 18-3 (1969) : 195.

(2) ________, "Report of The Editor—January 1969," Editorial, *Nursing Research* 18-1 (1969) : 3.

(3) Editorial, "Good Reporting : A Simple, Lucid Style," *Nursing Research* 16-3 (1967) : 211.

(4) Lucille E. Notter, "The Nature of Science and Nursing," Editorial, *Nursing Research* 17-6 (1968) : 483.

(5) 同上.

(6) Lucille E. Notter, "The Theoretical Framework : An Essential Characteristic of Research," Editorial, *Nursing Research* 17-4 (1968) : 291.

(7) ________, "Theory Development in Nursing," Editorials, *Nursing Research* 17-3 (1968) : 195.

(8) James Dickoff, Patricia James, and Ernestine Wiedenbach, "Theory in a Practice Discipline : Part I. Practice Oriented Theory," *Nursing Research* 17-5 (1968) : 415-35.

関心を外へ向け始めた看護科学者たち

(9) Editorial, "The Reluctant Voter," *Nursing Outlook* 18-10 (1970) : 21.

(10) ________, "Are Nursing Students Really Different?" *Nursing Outlook* 17-10 (1969) : 27.

(11) ________, "To Be Critically Present," *Nursing Outlook* 16-3 (1968) : 25.

⑿ ________, “1969 : Listen-The Young,” *Nursing Outlook* 16-12 (1968) : 17.

⒀ ________, “The Cultural Lag in Nursing,” *Nursing Outlook* 16-8 (1968) : 19.

⒁ Philip Blaiberg, *Looking at My Heart* (New York : TIME, 1968), 福島正光訳『第二の心臓』タイムライフブックス、昭和44年.

⒂ Editorial, “The Cultural Lag in Nursing.”

⒃ ________, “‘This He Said, Signifying What Death He Should Die’, St. John 12 : 33,” *Nursing Outlook* 16-10 (1968) : 19.

⒄ ________, “From Plan to Action,” *Nursing Outlook* 17-2 (1969) : 15.

⒅ Martha E. Rogers, *reveille in nursing* (Philadelphia : F. A. Davis, 1964), 27.

⒆ Editorial, “A Plea for Objectivity,” *Nursing Outlook* 15-9 (1967) : 25.

⒇ Rogers, *reveille in nursing*, 53.

(21) Editorial, “Humanities, Humaneness, Humanitarianism,” *Nursing Outlook* 18-9 (1970) : 21.

(22) ________, “Are Men Nurses Really Accepted?” *Nursing Outlook* 15-5 (1967) : 27.

(23) ________, “The Nurse Practitioner,” *Nursing Outlook* 18-5 (1970) : 29.

(24) Edith P. Lewis, “Extending Scope or Adding Jobs?” Editorial, *Nursing Outlook* 20-7 (1972) : 439.

(25) Catherine L. Callhan, “The Quality of Life,” Editorial, *Nursing Outlook* 18-8 (1970) : 19.

(26) 同上.

(27) Editorial, “RBNO7008A A9OL1,” *Nursing Outlook* 15-7 (1967) : 27.

(28) ________, “The Personal Meaning,” *Nursing Outlook* 16-1 (1968) : 21.

(29) Jeanne D. Fonseca, “Sexuality—A Quality of Being Human,” Editorial, *Nursing Outlook* 18-11 (1970) : 25.

(30) Edith P. Lewis, “Change from Within,” Editorial, *Nursing Outlook* 19-10 (1971) : 647.

(31) Anne Kibrick, “NLN : Past, Present and Future,” Editorial, *Nursing Outlook* 20-6 (1972) : 375.

マーサ・ロジャーズのユニタリー・ヒューマン・ビーイング

(32) 1979年の中西睦子と樋口康子の訳では『ロジャーズ看護論』となっているが、その後の谷津裕子と樋口康子の訳では『看護科学の理論的基礎序説』となっている。

(33) Martha E. Rogers, *An Introduction to the Theoretical Basis of Nursing* (Philadelphia : F. A. Davis), 1970.

(34) Elizabeth A. M. Barrett, "Rogerian Patterns of Scientific Inquiry," in *Visions of Roger's Science-Based Nursing*, ed. Elizabeth A. M. Barrett (New York : National League for Nursing, 1990), 169-87.

(35) Rogers, *An Introduction to the Theoretical Basis of Nursing*, 47.

(36) 同上、54.

(37) 同上、59.

(38) 同上、65.

(39) 同上、73.

(40) Martha E. Rogers, Maureen B. Doyle, Angela Racolin, Patricia C. Walsh, "A Conversation with Martha Rogers on Nursing in Space," in *Visions of Rogers' Science-Based Nursing*, ed. Elizabeth A. M. Barrett (New York : National League for Nursing, 1990), 375-86.

(41) 同上.

(42) 同上.

(43) 同上.

(44) Rogers, *reveille in nursing*, 34.

(45) 同上、35.

(46) Martha E. Rogers, "Some Comments on the Theoretical Basis of Nursing Practice," *Nursing Science*, 1-1 (1963) : 11-69.

(47) Rogers, *reveille in nursing*, 37.

(48) Elizabeth A. M. Barrett, "Rogerian Patterns of Scientific Inquiry."

(49) 同上.

(50) 同上.

(51) 同上.
(52) Rogers, et al., "A Conversation with Martha Rogers on Nursing in Space", 378.
(53) Editorial, "A Degree of Risk," *Nursing Outlook* 18-6（1970）：23.

パターソンとズデラドの体験を生きる人間

(54) Josephine G. Paterson and Loretta T. Zderad, *Humanistic Nursing*,（New York：John Wiley & Sons, 1976）, 9.
(55) 同上、8.
(56) 同上、36.
(57) 同上、36.
(58) 同上、39.
(59) 同上、13.
(60) 同上、14.
(61) 同上、19.
(62) 同上、19-20.
(63) 同上、14.
(64) 同上、104.
(65) 同上、113.
(66) 同上、30.

消費者運動のうねりのなかで

(67) Editorials, "*International Nursing Index*," *Nursing Research* 15-3（1966）：195.
(68) Lucille E. Notter, "MEDLINE-Newest Service in the Medical Information Network," Editorial, *Nursing Research* 21-2（1972）：101.
(69) M. Elizabeth Carnegie, "ANF Directory Identifies Minority Nurses with Doctorates," Editorial, *Nursing Research* 22-6（1973）：483.
(70) ________, "Quo Vadis?" Editorial, *Nursing Research* 27-5（1978）：277-78.

(71) ________, "Report of The Editor—1974," Editorial, *Nursing Research* 23-1 (1974) : 3. ; Carnegie, "Quo Vadis?"

(72) Lucille E. Notter, "Nursing Research—January 1971," Editorial, *Nursing Research* 20-1 (1971) : 3.

(73) M. Elizabeth Carnegie, "The Research Attitude Begins on the Undergraduate Level," Editorial, *Nursing Research* 23-2 (1974) : 99.

(74) ________, "The Shifting of Research Emphasis and Investigators," Editorial, *Nursing Research* 23-3 (1974) : 195. ; Carnegie, "Quo Vadis?"

(75) Kristine M. Gebbie and Mary A. Lavin, eds., *Proceedings of the First National Conference : Classification of Nursing Diagnosis* (St. Louis : C. V. Mosby, 1975), 1.

(76) Marjory Gordon は、1950 年に R. L. McManus が "Assumption of Functions of Nursing," in *Regional Planning for Nurses and Nursing Education* (New York : Bureau of Publications, Teachers College, Columbia University, 1950) のなかで、看護診断について最初に論じたのだと述べている。(Marjory Gordon, "The Concept of Nursing Diagnosis," *The Nursing Clinics of North America* 14-3 (1979) : 487-96)

(77) Vera S. Fry, "The Creative Approach to Nursing," *American Journal of Nursing* 53-3 (1953) : 301-2.

(78) Gertrude J. Hornung, "The Nursing Diagnosis—An Exercise in Judgment," *Nursing Outlook* 4-1 (1956) : 29-30.

(79) Dorothy E. Johnson, "A Philosophy of Nursing," *Nursing Outlook* 7-4 (1959) : 198-200.

(80) Kristine Gebbie and Mary A. Lavin, "Classifying Nursing Diagnoses," *American Journal of Nursing* 74-2 (1974) : 250-53.

(81) Nori I. Komorita, "Nursing Diagnosis : What is a nursing diagnosis? How is it arrived at? What does it accomplish?" *American Journal of Nursing* 63-12 (1963) : 83-86.

(82) Catherine M. Norris, ed., *Concept Clarification in Nursing* (Rockville, Maryland : Aspen

Publication, 1982) ; Patricia L. Munhall, *Nursing Research* : *A Qualitative Perspective*, 3rd. ed. (Sudbury, Massachusetts : Jones and Bartlett Publishers, 2001), 18.

(83) Marjory Gordon, "Historical Perspective : The National Conference Group for Classification of Nursing Diagnoses, (1978, 1980)" in *Classification of Nursing Diagnoses* : *Proceedings of the third and fourth national conferences*, eds. Mi J. Kim and Derry A. Moritz (New York : McGraw-Hill, 1982), 2-8.

(84) Kristine M. Gebbie and Mary A. Lavin, eds., *Proceedings of the First National Conference* : *Classification of Nursing Diagnoses*, v.

(85) Editorial, "A Living Tradition," *Nursing Outlook* 20-12 (1972) : 769.

(86) David Bollier, *From CITIZEN ACTION AND OTHER BIG IDEAS, A History of Ralph Nader and the Modern Consumer Movement*,<http://www.nader.org/history_bollier.html>, July 14, 2007.

(87) Edith P. Lewis, "Lo, The Patient Consumer," Editorial, *Nursing Outlook* 21-5 (1973) : 311.

(88) Anne Kibrick, "Nursing' 73 : Time for New Leadership," Editorial, *Nursing Outlook* 21-4 (1973) : 227.

(89) 同上.

(90) Edith P. Lewis, "The Health Care Consumer : Compliant Captive?" *Nursing Outlook* 23-1 (1975) : 21.

(91) ________, "So Many Images, So Many Voices," *Nursing Outlook* 20-9 (1972) : 573.

(92) Kibrick, "Nursing's 73 : Time for New Leadership."

(93) Edith P. Lewis, "Professional Soul-Searching," Editorial, *Nursing Outlook* 21-9 (1973) : 565.

(94) ________, "PSROs and Nursing : Accountability or Countability?" Editorial, *Nursing Outlook* 22-1 (1974) : 21.

(95) ________, "Identity Crisis," Editorial, *Nursing Outlook* 21-10 (1973) : 633.

(96) ________, "The Invisible Nurse," *Nursing Outlook* 19-3 (1971) : 157.

(97) Lucille E. Notter, "Nursing Research—January 1971," Editorial, *Nursing Research* 20-1 (1971) : 3.
(98) M. Elizabeth Carnegie, "The Editor's Report—1975," Editorial, *Nursing Research* 24-1 (1975) : 3.
(99) Dorothy E. Brooten, "Making It in Paradise," Guest Editorial, *Nursing Research* 33-6 (1984) : 318.
(100) Edith P. Lewis, "Theory and Practice," Editorial, *Nursing Outlook* 22-9 (1974) : 559.
(101) Editorial, "Laboratory Facilities for Nursing Research," *Nursing Research* 13-4 (1964) : 291.
(102) Lucille E. Notter, "Report of the Editor—1970," Editorials, *Nursing Research* 19-1 (1970) : 5.
(103) Florence S. Downs, "News from the Fourth Estate," Editorial, *Nursing Research* 34-1 (1985) : 3.
(104) Brooten, "Making It in Paradise."

続けられる看護理論の構築

(105) Dorothea E. Orem, *Nursing : Concepts of Practice*, 2nd ed. (New York : McGraw-Hill, 1971), vii.
(106) 同上、26.
(107) 同上、vii.
(108) Imogine M. King, *Toward a Theory for Nursing : General Concepts of Human Behavior* (New York : John Wiley & Sons, 1971), 2-7.
(109) 同上、7.
(110) 同上、8.
(111) 同上、11.
(112) 同上、87-90.
(113) 同上、22.
(114) Sister Callista Roy, *Introduction to Nursing : An Adaptation Model*, 2nd ed. (Englewood Cliffs, NJ : Prentice-Hall, 1984), 5.
(115) ________, "Adaptation : A Conceptual Framework for Nursing," *Nursing Outlook* 18-3 (1970) : 42-45.
(116) 同上.

(117) 同上.

(118) Roy, *Introduction to Nursing*：*An Adaptation Model*, 2nd ed., 37.

(119) Sister Callista Roy, "Framework for classification systems development：progress and issues," in *Classification of Nursing Diagnosis*：*Proceedings of the Fifth National Conference*, eds. Mi J. Kim, Gertrude K. McFarland, and Audrey M. McLane（St. Louis：C. V. Mosby, 1984）, 26–40.

(120) 同上、29.

研究の自然史的段階と演繹的理論構成の段階のはざまで

(121) Barbara A. Carper, "Fundamental Patterns of Knowing in Nursing," *Advances in Nursing Science* 1–1（1978）：13–23.

(122) 同上.

(123) 同上.

(124) 同上.

(125) 同上.

(126) Florence Nightingale, "Sick-Nursing and Health-Nursing：A paper read at the Chicago Exhibition, 1893," in *Florence Nightingale, Selected Writings on Nursing*, Compiled by Hiroko Usui and Yoshihiko Kominami（Tokyo：Gendaisha, 1974）, 87–108.

(127) James Dickoff, Patricia James, and Ernestine Wiedenbach, "Theory in a Practice Discipline：Part I, Practice Oriented Theory," *Nursing Research* 17–5（1968）：415–35.

(128) Jean Watson, *Nursing*：*The Philosophy and Science of Caring*（Boston：Little, Brown, 1979）.

七〇年代後半――女性科学者であることについて

(129) Lyndon B. Johnson, "557–Remarks Upon Signing the Nurse Training Act of 1964," September 4th, 1964.,<http://www.presidency.ucsb.edu/ws/index.php?pid=26484>, Jan. 26, 2008.

(130) Mary A. Hardy, "The American Nurses' Association Influence on Federal Funding For Nursing Education, 1941–1984," *Nursing Research* 36–1（1987）：31–35.

(131) 西川宏、〝1974年予算改革法の支出規制〟 *Doshisha American Studies* 15（19790315）：47–72.

(132) Lucille E. Notter, "Improving Our Skills in Developing Research Protocols," Editorial, *Nursing Research* 22-4 (1973) : 291.

(133) M. Elizabeth Carnegie, "Nursing Research of Governmental Agencies—Federal and Interstate," Editorial, *Nursing Research* 26-4 (1977) : 243. ; Carnegie, "Quo Vadis?"

(134) Notter, "Funding For Nursing Research."

(135) Notter, "Improving Our Skills in Developing Research Protocols."

(136) 「家父長制（Patriarchy）」という言葉について、細谷実氏は、必ずしもはっきりと概念規定されていたわけではないが、語源が「父の支配」を意味しているように、「一つの制度・システムであり、それが性差別と女性抑圧と女性搾取を生み出すものと考えられていた。それは、ちょうど、階級的な差別・抑圧・搾取を生み出すシステムとして想定された資本制・資本主義とパラレルなものとしてイメージされ」、第二波フェミニズムのなかでしきりに使われるようになってきた用語であると説明している。（細谷実、〝ミシェル・バレット『今日の女性抑圧』〟江原由美子・金井淑子編『フェミニズムの名著50』平凡社、2002年, 232-40, 所収）

(137) Jeanne D. Fonseca, "On Being a Woman," Editorial, *Nursing Outlook* 24-4 (1976) : 227.

(138) 同上.

(139) 同上.

(140) Edith P. Lewis, "The Devil Within," Editorial, *Nursing Outlook* 22-6 (1974) : 367.

(141) ———, "Professional versus Academic Values," Editorial, *Nursing Outlook* 24-10 (1976) : 617.

(142) Lewis, "The Devil Within."

(143) Betty Friedan, 三浦冨美子訳『新しい女性の創造』改訂版、大和書房、2004, 298.

(144) ERAはその後35州で批准されたが、憲法修正に必要な38州には満たないまま、1982年6月30日に批准期限が切れて、不成立に終わった。

(145) 有賀夏紀『アメリカ・フェミニズムの社会史』勁草書房、1988, 184-96 ; 有賀貞、大下尚一、志邨晃佑、平野孝編『アメリカ史2 : 1877～1992』山川出版社、1993, 475-80.

(146) Documents, "The Supreme Court Legalizes Abortion in *Roe v. Wade*, 1973," in *Major Problems in*

American Women's History：*Documents and Essays*, 3rd ed., eds. Mary Beth Norton and Ruth M. Alexander（Boston, Massachusetts：Houghton Mifflin, 2003）, 441–44.

(147) アメリカの女性解放運動（フェミニズム）の第一波は、ニューヨーク州セネカ・フォールズで女性の権利大会が初めて開催され、エリザベス・ケイディ・スタントンが起草した「意見宣言」と女性の平等権を要求する決議が採択された1848年から、1920年に憲法修正第19条（女性参政権）が成立するまでを指している。

(148) Friedan,『新しい女性の創造』、304.

(149) Edith P. Lewis, "The Professionally Uncommitted," Editorial, *Nursing Outlook* 27–5（1979）：323.

(150) Jeanne Q. Benoliel, "Scholarship — a woman's perspective," *Image* 7–2（1975）：22–27.

(151) Edith P. Lewis, "What We Know in Our Heart…," Editorial, *Nursing Outlook* 24–9（1976）：549.

(152) Lewis, "The Professionally Uncommitted."

(153) Edith P. Lewis, "We Are Not Alone," Editorial, *Nursing Outlook* 27–11（1979）：707.

(154) Fonseca, "On Being a Women."

(155) Edith P. Lewis, "The New Breed," Editorial, *Nursing Outlook* 22–11（1974）：685.

(156) Dorothy J. Novello, "The Source of the Problem," Editorial, *Nursing Outlook* 25–4（1977）：243.

(157) Jeanne D. Fonseca, "The Pendulum Swings," Editorial, *Nursing Outlook* 26–10（1978）：621.

(158) Edith P. Lewis, "Quantifying the Unquantifiable," Editorial, *Nursing Outlook* 24–3（1976）：147.

(159) ________, "The Issue That Won't Go Away," Editorial, *Nursing Outlook* 27–2（1979）：107.

(160) ________, "Nurse Practitioner：The Way to Go?" Editorial, *Nursing Outlook* 23–3（1975）：147.

(161) ________, "Off the Record," Editorial, *Nursing Outlook* 26–11（1978）：691.

われわれは自分の研究の目標を自分で決定できる

(162) Carnegie, "Quo Vadis?"

(163) 同上.

(164) Lewis, "What We Know in Our Hearts…."

(165) Susan R. Gortner and Helen Nahm, "An Overview of Nursing Research in the United States,"

Nursing Research 26-1（1977）：10-33.

(166) Florence S. Downs, "Creativity in Science：What It's All About," Editorial, *Nursing Research* 28-6（1979）：324.

第三章　崖っぷちに立つグランド理論――一九八〇～一九八九

グランド理論への懐疑

(1) Penny A. McCarthy, "Transitions," Editorial, *Nursing Outlook* 28-10（1980）：603.

(2) Florence S. Downs, "Don't Just Sit There — Do Something," Editorial, *Nursing Research* 30-3（1981）：131.

(3) Ronald Berman, *America in the Sixties*：*An Intellectual History*（New York：The Free Press, 1968）, 153-54.

(4) American Nurses' Association, *Nursing*：*A Social Policy Statement*（Kansas City, Missouri：American Nurses' Association, 1980）, 9.

(5) 同上、9.

(6) Florence S. Downs, "Help a Researcher — Today," Editorial, *Nursing Research*, 29-1（1980）：3.

(7) Jeanne D. Fonseca, "On the Side of the Angle," Editorial, *Nursing Outlook* 28-8（1980）：477.

(8) Mary B. Norton, David M. Katzman, Paul D. Escott, Thomas G. Paterson, and William M. Tuttle, Jr., *A People and A Nation*：*A History of The United States*（Boston, Massachusetts：Houghton Mifflin, 1994）, 本田創監修、上杉忍、大辻千恵子、中条献、中村雅子訳『アメリカの歴史⑥冷戦体制から21世紀へ』三省堂、1996, 213-47.

(9) Penny A. McCarthy, "Beyond Abundance," Editorial, *Nursing Outlook* 29-1（1981）：23；Lucie Y. Kelly, "Crossroads in Public Health Nursing," Editorial, *Nursing Outlook* 30-9（1982）：503.

(10) Penny A. McCarthy, "A Word about the Authors," Editorial, *Nursing Outlook* 30-6（1982）：335.

(11) Kelly, "Crossroads in Public Health Nursing."

(12) McCarthy, "Beyond Abundance."

(13) Downs, "Help a Researcher — Today."
(14) 同上.
(15) Penny A. McCarthy, "Still on the High Seas," Editorial, *Nursing Outlook* 30-3 (1982) : 167.
(16) ________, "A Word about the Authors."
(17) Ludwig von Bertalanffy, *General System Theory*, Revised ed. (New York : George Brazillier, 1968), 160.
(18) Betty Neuman, *The Neuman Systems Model : Application to Nursing Education and Practice* (Norwalk, CT : Appleton-Crofts, 1982), 14.
(19) 同上, 9.
(20) 同上, 10.
(21) 同上, 9.
(22) 同上, 14.
(23) 同上, 3-5.
(24) 同上, 4.
(25) Downs, "Don't Just Sit There — Do Something."
(26) ________, "A Theoretical Question," Editorial, *Nursing Research* 31-5 (1982) : 259.
(27) 同上.
(28) 同上.
(29) ________, "Dig We Must," Editorial, *Nursing Research* 33-5 (1984) : 254.
(30) 同上.
(31) 同上.
(32) Josephine G. Paterson and Loretta T. Zderad, *Humanistic Nursing* (New York : John Wiley & Sons, 1976), 90.

なぜ、この時期にグランド理論批判が?

(33) Afaf I. Meleis, *Theoretical Nursing : Development and Progress* (Philadelphia : J. B. Lippincott,

1985).

(34) Florence S. Downs, "News from the Fourth Estate," Editorial, *Nursing Research* 34-1（1985）: 3.

(35) ________, "Fleshing Out the Bones," Editorial, *Nursing Research* 34-6（1985）: 326.

(36) 同上.

(37) クェンティン・スキナー、加藤尚武他訳、〝序・グランド・セオリーの復権、〟クェンティン・スキナー編、加藤尚武他訳『グランドセオリーの復権―現代の人間科学』産業図書、昭和63年、2-31, 所収.

(38) Downs, "Fleshing Out the Bones."

(39) ________, "Dig We Must."

(40) ________, "One Dark and Stormy Night", Editorial, *Nursing Research* 32-5（1983）: 259.

(41) 同上.

(42) Paterson and Zderad, *Humanistic Nursing*, 93.

(43) 同上、93.

看護科学者の社会化過程

(44) Jane M. Georges, "An Emerging Discourse : Toward Epistemic Diversity in Nursing," *Advances in Nursing Science* 26-1（2003）: 44-52.

(45) Joan W. Scott, *Gender and the Politics of History*, Revised ed.（New York : Columbia University Press, 1999), 荻野美穂訳『ジェンダーと歴史学』平凡社、2004.

(46) Jeanne Q. Benoliel, "Scholarship — a woman's perspective," *Image* 7-2（1975）: 22-27.

(47) Penny A. McCarthy, "Will Faculty Practice Make Perfect?" Editorial, *Nursing Outlook* 29-3（1981）: 163.

(48) 同上.

(49) Georges, "An Emerging Discourse : Toward Epistemic Diversity in Nursing."

(50) バリー・バーンズ、野家啓一訳、〝トーマス・クーン、〟クェンティン・スキナー編、加藤尚武他訳『グランドセオリーの復権―現代の人間科学』、151.

(51) Thomas S. Kuhn, *The Structure of Scientific Revolution*, 2nd ed., Enlarged（Chicago：University of Chicago Press, 1970）, 23.
(52) 同上、23.
(53) バリー・バーンズ、野家啓一訳、〃トーマス・クーン、〃154.
(54) 同上、154.
(55) バージニア・ヘンダーソン、湯槇ます・小玉香津子共訳『看護論』日本看護協会出版部、昭和43年、15–18.
(56) Lucille E. Notter, "Theory Development in Nursing," Editorial, *Nursing Research* 17–3（1968）：195.
(57) 同上.
(58) Dorothy E. Johnson, "Theory in Nursing：Borrowed and Unique," *Nursing Research* 17–3（1968）：206–9.
(59) 同上.
(60) 同上.
(61) 同上.
(62) Notter, "Theory Development in Nursing."

一九八三年—ある暗い嵐の夜のこと…

(63) Florence S. Downs, "One Dark and Stormy Night," Editorial, *Nursing Research* 32–5（1983）：259.
(64) 同上.

新しい世代の理論家の登場

(65) Patricia Benner, *From Novice to Expert：Excellence and Power in Clinical Nursing Practice*（Menlo Park, California：Addison–Wesley, 1984）.
(66) 同上、xxvi.
(67) Margaret A. Newman, *Health as Expanding Consciousness*（St. Louis：C. V. Mosby, 1986）, 33.
(68) 同上、43.

(69) 同上、58.

(70) ＿＿＿＿, *Health as Expanding Consciousness*, 2nd ed.（New York：National League for Nursing Press, 1994）, xv-xix.

(71) ＿＿＿＿, *Health as Expanding Consciousness*, 1-2.

(72) 島薗進、〝ニューエイジ運動の信仰構造―チャネリングの流行を中心に〟井門富二夫編『アメリカの宗教―多民族社会の世界観』弘文堂、平成４年、266-289, 所収.

(73) Margaret A. Newman, *Theory Development in Nursing*（Philadelphia：F. A. Davis, 1979）, 56.

(74) ＿＿＿＿, *Health as Expanding Consciousness*, 111.

(75) Jean Watson, "The Theory of Human Caring：Retrospective and Prospective," *Nursing Science Quarterly*, 10-1（1997）：49-52.

(76) ＿＿＿＿, *Nursing：Human Science and Human Care：A Theory of Nursing*（Norwalk, Connecticut：Appleton-Century-Crofts, 1985）, 29.

(77) 同上、17.

(78) ＿＿＿＿, "Postmodernism and Knowledge Development in Nursing," *Nursing Science Quarterly*, 8-2（1995）：60-64.

看護研究の曲がり角

(79) Florence S. Downs, "A Time to Celebrate," Editorial, *Nursing Research* 35-6（1986）：324.

(80) ＿＿＿＿, "Here Come the Clones," Editorial, *Nursing Research* 35-1（1986）：3.

(81) Dorothy A. Brooten, "Who's on First?" Editorial, *Nursing Research* 35-5（1986）：259.

(82) Florence S. Downs, "'This Challenging Adventure'," Editorial, *Nursing Research* 36-1（1987）：3.

(83) 同上.

(84) National Center for Nursing Research（NCNR at NIH）. 1993年に国立看護研究所（National Institute of Nursing Research：NINR at NIH）に昇格。

(85) Lucie S. Kelly, "Unintended Consequences," Editorial, *Nursing Outlook* 35-1（1987）：11.

(86) ＿＿＿＿, "Ignorance, Ineptitude, Indifference：The Roots of the Nursing Shortage," Editorial,

Nursing Outlook 36-2 (1988) : 61.

(87) ________, "How To Turn a Deaf Ear and Pay the Piper," Editorial, *Nursing Outlook* 35-3 (1987) : 113.

(88) ________, "When Nurses Ration Patient Care," Editorial, *Nursing Outlook* 33-3 (1985) : 123.

(89) Downs, "'This Challenging Adventure'."

(90) Lucie S. Kelly, "The Grass Is Not Greener," Editorial, *Nursing Outlook* 37-3 (1989) : 115.

(91) ________, "Risks, Rhetoric and Reality." Editorial, *Nursing Outlook* 34-1 (1986) : 15.

(92) 同上.

(93) ________, "Updating Nursing's Image," Editorial, *Nursing Outlook* 37-1 (1989) : 17.

(94) Jeanne D. Fonseca, "The Public and Not So Public Image of Nursing," Editorial, *Nursing Outlook* 28-9 (1980) : 539.

(95) Penny A. McCarthy, "Where Do We Go From Here?" Editorial, *Nursing Outlook* 29-11 (1981) : 639.

(96) ________, "Wishes, Midlife, and Nursing," Editorial, *Nursing Outlook* 28-11 (1980) : 665.

(97) 同上.

(98) Lucie S. Kelly, "The Making of a Nurse Influential," Editorial, *Nursing Outlook* 33-6 (1985) : 275.

(99) Downs, "'This Challenging Adventure'."

(100) Kelly, "The Making of a Nurse Influential."

(101) Peggy L. Chinn and Charlene E. Wheeler, "Feminism and Nursing," *Nursing Outlook* 33-2 (1985) : 74-77.

(102) Betty Friedan, "Moving into the Second Stage : An Interview with Betty Friedan," *Nursing Outlook* 29-11 (1981) : 666-69.

(103) Lucie S. Kelly, "Coalition : Power for the Powerless," Editorial, *Nursing Outlook* 33-4 (1985) : 169.

(104) Joan W. Scott, 荻野美穂訳『ジェンダーと歴史学』

(105) Mary B. Norton and Ruth M. Alexander, eds., *Major Problems in American Women's History* :

Documents and Essays (Boston, Massachusetts : Houghton Mifflin, 2003), 427–32.

(106) Jeanne D. Fonseca, "On Being a Woman," Editorial, *Nursing Outlook* 24-4 (1976) : 227.

(107) Lucie S. Kelly, "A Matter of Choices," Editorial, *Nursing Outlook* 32-5 (1984) : 249.

(108) ———, "Coalition : Power for the Powerless," Editorial, *Nursing Outlook* 33-4 (1985) : 169.

(109) 同上.

(110) Kelly, "The Making of a Nurse Influential."

科学的理論に潜む性差別

(111) Carol Gilligan, *In a Different Voice : Psychological Theory and Women's Development* (Cambridge, Massachusetts, Harvard University Press, 1982).

(112) 同上、9–10.

(113) 同上、100.

(114) 同上、2-3.

(115) 同上、18.

(116) 同上、164.

(117) 同上、164–65.

(118) 同上、166.

(119) 同上、16.

(120) 同上、16.

(121) 同上、17.

(122) 女性の道徳性の発達を世話の倫理という観点から見るギリガンの理論は、フェミニズムの倫理学という新しい学問領域を創出したと言われている。また、保守化傾向を強めた80年代のアメリカ社会で、世話の倫理が、家事・育児を女性の仕事として、性役割分業を固定化する結果を招くのではないかと、危険視するフェミニスト・グループもあったと、川本隆史氏は述べている。川本隆史、キャロル・ギリガン『もうひとつの声』江原由美子・金井淑子編『フェミニズムの名著50』平凡社、2002, 282–93.

看護研究は成熟してきた、もはや借用する段階ではない

(123) Florence S. Downs, “Glue,” Editorial, *Nursing Research* 38-3（1989）：133.

(124) 同上.

(125) Florence S. Downs, “New Question and New Answers,” Editorial, *Nursing Research* 38-6（1989）：323.

(126) 同上；Patricia L. Munhall, *Nursing Research：A Qualitative Perspective*, 3rd ed.（Boston, Massachusetts：Jones and Bartlett Publishers, 2001）, x.

(127) Pamela Kidd and Eileen F. Morrison, “The Progression of Knowledge in Nursing：A Search for Meaning,” *IMAGE：Journal of Nursing Scholarship* 20-4（1988）：222-24.

(128) Patricia Leiher and Mary J. Smith, “Middle Range Theory：Spinning Research and Practice to Create Knowledge for the New Millennium, “*Advances in Nursing Science* 21-4（1999）：81-91；Patricia Liehr とMary J. Smith はCINAL で検索し、1988 年に *Image* に発表された Mishel の “Uncertainty in Illness” と、1989 年に *Journal of Nurse Midwifery* に発表された Thompson, et al. の “Nurse Midwifery Care” を挙げている。

(129) Downs, “New Question and New Answers.”

第四章　新しいパラダイムを求めて―一九九〇～二〇〇一

今や、われわれは実践の基礎になる科学的基盤をもっている

(1) Carol A. Anderson, “Scholarship：How Important Is It?” From The Editor, *Nursing Outlook* 43-6（1995）：247-48.

(2) 同上.

(3) 同上.

(4) Florence S. Downs, “Hitching the Research Wagon to Theory,” Editorial, *Nursing Research* 43-4（1994）：195.

(5) Judith Vessey and Susan Gennaro, “The Missing Puzzle Piece,” Guest Editorial, *Nursing*

Research 40-2（1991）：68.

(6) Florence S. Downs, "'Hello, I'm…'," Editorial, *Nursing Research* 44-4（1995）：195.

(7) ________, "Alternative Answers," *Nursing Research* 42-6（1993）：323.

(8) ________, "On Fishing Expeditions," Editorial, *Nursing Research* 43-1（1994）：3；Downs, "Hitching the Research Wagon to Theory."

(9) ________, "Information Processing," Editorial, *Nursing Research* 43-6（1994）：323.

(10) ________, "It's Always Monday," Editorial, *Nursing Research* 39-4（1990）：195.

(11) ________, "Informing the Media," Editorial, *Nursing Research* 40-4（1991）：195.

(12) ________, "'The Big 40'," Editorial, *Nursing Research* 41-1（1992）：3.

(13) Carol A. Anderson, "Exciting Times," From the Editor, *Nursing Outlook* 42-1（1994）：5-6.

(14) Thomas S. Kuhn, *The Structure of Scientific Revolutions*（Chicago：The University of Chicago Press, 1962, 1970）, 中山茂訳『科学革命の構造』みすず書房、1971, 241.

(15) 同上、198.

(16) 同上、170.

(17) Downs, "'The Big 40'."

(18) Peggy L. Chinn, "The Politics of Little Boxes," From the Editor, *Nursing Outlook* 41-1（1993）：6-7.

(19) ________, "What Can Just One Nurse Do?" From the Editor, *Nursing Outlook* 41-2（1993）：54-55.

(20) ________, "The Politics of Little Boxes."

看護科学者としての自我の確立

(21) Carol A. Anderson, "Do We Practice What We Teach?" From the Editor, *Nursing Outlook* 49-1（2001）：6.

(22) Gilligan, *In a Different Voice：Psychological Theory and Women's Development*. 16.

(23) Donna McNeese-Smith and Adeline Nyamathi, "Managed Care：Current Perspectives," Guest Editorial, *Nursing Research* 48-6（1999）：285-86.

(24) Catherine Belsey, *Poststructuralism：A Very Short Introduction*（England：Oxford University Press, 2002), 折島正司訳『ポスト構造主義』岩波書店、2003, 138.

(25) Mary F. Belenky, Blythe M. Clinchy, Nancy R. Goldberger, and Jill M. Tarule, *Women's Ways of Knowing：The Development of Self, Voice, and Mind*（New York：Basic Book, 1986).

(26) 同上、37.

(27) 同上、68–69.

(28) 同上、61.

(29) 同上、86.

(30) 同上、123.

(31) 同上、124.

(32) 同上、137–38.

(33) Pamela Kidd and Eileen F. Morrison, "The Progression of Knowledge in Nursing：A Search for Meaning," *IMAGE：Journal of Nursing Scholarship* 20–4（1988)：222–24.

(34) Gilligan, *In a Different Voice：Psychological Theory and Women's Development*, 49.

(35) Carol A. Anderson, "Restructured Organizations：Traversing Hills and Valleys," From the Editor, *Nursing Outlook* 41–5（1993)：198–99.

(36) 同上.

(37) 同上；Judith A. Vessey and Susan Gennaro, "Of Faults and Fates," Guest Editorial, *Nursing Research* 44–2（1995)：67.

(38) Carol A. Anderson, "Advanced Practice：Quality Control," From the Editor, *Nursing Outlook* 42–2（1994)：54–55.

(39) 同上；Carol A. Anderson, "Teaching Is Not Feeding," From the Editor, *Nursing Outlook* 44–6（1996)：257–58.

(40) "1993 Clinton health care plan."<http://en.wikipedia.org/wiki/Clinton_health_care_plan>, Feb.

26, 2008.

(41) Carol A. Anderson, "Are Nurses Becoming Invisible?" From the Editor, *Nursing Outlook* 43-3 (1995)：103-4.

(42) Lucie S. Kelly, "Balance Sheet '88," Editorial, *Nursing Outlook* 36-6 (1988)：271.

(43) Carol A. Anderson, "Making the Invisible Visible," From the Editor, *Nursing Outlook* 41-6 (1993)：246-47.

(44) Managed care（管理された医療）。Health Maintenance Organization（HMO）が会員を募り、一定額の会費を払って入会した会員の医療を管理するという、総合的な医療サービスのシステム。医療費を抑制し、合理的な医療を安価で提供する目的で設立され、80年代後半から急速に普及したが、医療の質を低下させたという批判がある。

(45) Carol A. Anderson, "Making Lemonade?" From the Editor, *Nursing Outlook* 44-2 (1996)：55.

(46) Peggy L. Chinn, "Editorial Hand Over," From the Editor, *Nursing Outlook* 41-3 (1993)：102.

(47) Carol A. Anderson, "Hitting the Wall," From the Editor, *Nursing Outlook* 47-4 (1999)：153-54.

(48) ________, "What Is Happening?" From the Editor, *Nursing Outlook* 45-1 (1997)：5-6.

(49) ________, "The Economic of Health Promotion," From the Editor, *Nursing Outlook* 45-3 (1997)：105.

(50) 同上.

(51) ________, "Power：An Elusive Franchise," From the Editor, *Nursing Outlook* 42-5 (1994)：205-6.

(52) ________, "The Challenge of Reform," From the Editor, *Nursing Outlook* 41-4 (1993)：150-51.

(53) Florence S. Downs, "Research as a Survival Technique," Editorial, *Nursing Research* 45-6 (1996)：323.

(54) Chinn, "Editorial Hand Over."

(55) Anderson, "The Challenge of Reform."

(56) ________, "Leaders and Leadership：Who are They and What is It?," From the Editor, *Nursing*

Outlook 44-4（1996）: 163.

(57) 同上.

(58) Anderson, “Scholarship : How Important Is It?”

われわれは新しいパラダイムを必要としている

(59) Florence S. Downs, “On Clinical Interpretations of Research Findings,” Editorial, *Nursing Research* 45-4（1996）: 195.

(60) Patricia Liehr and Mary J. Smith, “Middle Range Theory : Spinning Research and Practice to Create Knowledge for the New Millennium,” *Advances in Nursing Science* 21-4（1999）: 81-91.

(61) Judith A. Vessey, “The Competitive Edge,” Editorial, *Nursing Research* 46-6（1997）: 303-4.

(62) Florence S. Downs, “Clinical Relevance Revisited,” Editorial, *Nursing Research* 46-1（1997）: 3.

(63) Judith A. Vessey and Susan Gennaro, “Of Faults and Fates,” Guest Editorial, *Nursing Research* 44-2（1995）: 67.

(64) Florence S. Downs, “Clinical Relevance Revisited,” Editorial, *Nursing Research* 46-1（1997）: 3.

(65) ________, “Research as a Survival Technique.”

(66) Carol A. Anderson, “Restructured Organizations : Traveling Hills and Valleys.”

(67) 同上.

(68) Molly（Mickey）C. Dougherty, “Our 50th Anniversary — Celebrate With Us,” Editorial, *Nursing Research* 50-5（2001）: 259.

(69) Jacquelyn H. Flaskerud and Betty J. Winslow, “Conceptualizing Vulnerable Populations : Health-Related Research,” *Nursing Research* 47-2（1998）: 69-78.

(70) Adeline Nyamathi, “Vulnerable Populations : A Continuing Nursing Focus,” Guest Editorial, *Nursing Research* 47-2（1998）: 65.

(71) 同上.

(72) Marion E. Broome, “Researching the World of Children,” Guest Editorial, *Nursing Research* 47-6（1998）: 305-6.

(73) Miriam E. Cameron, *Living With A・I・D・S*：*Experiencing Ethical Problems*（Newbury Park：SAGE Publications, 1993）；Frank P. Lamendola and Margaret A. Newman, "The Paradox of HIV/AIDS as expanding consciousness," *Advances in Nursing Science* 16-3（1994）：13-21.

(74) Joanne M. Hall, Patricia E. Stevens, and Afaf I. Meleis, "Marginalization：A guiding concept for valuing diversity in nursing knowledge development," *Advances in Nursing Science* 16-4（1994）：23-41.

(75) Downs, "Clinical Relevance Revisited."

グランド理論の人間像と、その背景

(76) 神谷美恵子、〝附　構造主義と精神医学―Michel Foucault を中心に〟ミッシェル・フーコー、神谷美恵子訳『臨床医学の誕生』みすず書房、1969, 300-11, 所収.

(77) Lucie S. Kelly, "Reflections on A（Sort Of）Retirement," Editorial, *Nursing Outlook* 38-4（1990）：167.

(78) 網野房子氏は、『フェミニズムの名著50』のなかで、文化人類学者 Margaret Mead の『男性と女性』を取り上げているが、それに関連して、1960 年代に数多く現れた、興味深い女性の自伝の一つとして、Margaret Mead の『ブラックベリー・ウインター』（1972）を紹介し、「彼女たちの生きた時代は、女性であることを意識しなければならなかった時代」（p. 78）であったと述べている。

(79) D. K. Adams, *America in the Twenty Century*：*A study of the United States since 1917*（London：Cambridge University Press, 1967）, 168-69.

(80) 同上、170.

(81) 同上、180；有賀貞・大下尚一・志邨晃佑・平野孝編『アメリカ史2：1877～1992』山川出版社、1993, 360.

(82) F. L. アレン、藤久ミネ訳『オンリー・イエスタデイ―1920 年代・アメリカ』研究社、昭和50年.

(83) 有賀貞他編『アメリカ史2：1877～1992』、371-72.

(84) Adams, *America in the Twenty Century*：*A study of the United States since 1917*, 180.

(85) Mary B. Norton, David M. Katzman, Paul D. Escott, Thomas G. Paterson, and William M. Tuttle, Jr., *A People and A Nation*：*A History of the United States*（Boston, Massachusetts：Houghton Mifflin, 1994）, 本田創造監修、上杉忍・大辻千恵子・中条献・中村雅子訳『アメリカの歴史⑥冷戦体制から21世紀へ』三省堂、1996, 36-37.

(86) Paul Levine and Harry Papasotiriou, *America since 1945*：*The American Moment*（New York：Palgrave Macmillan, 2005）, 62.

(87) Adams, *America in the Twenty Century*：*A study of the United States since 1917*, 181.

(88) David Riesman, *The Lonely Crowd*：*A study of the changing American character*（New Haven：Yale University Press, 1961）, 加藤秀俊訳『孤独な群衆』みすず書房、1964, 7.

(89) Adams, *America in the Twenty Century*：*A study of the United States since 1917*, 181.

(90) Marlene Dixon, "Why Women's Liberation," in *Twentieth-Century America*：*Recent Interpretation*, eds. Barton J. Bernstein and Allen J. Matusow,（Boston：Harcourt Brace Jovanovich, 1969）, 555-70.

(91) Nancy F. Cott, *Public Vows*：*A History of Marriage and the Nation*（Cambridge, Massachusetts：Harvard University Press, 2000）.

(92) 同上、182.

(93) 同上、185.

(94) Dixon, "Why Women's Liberation," 559.

(95) Cott, *Public Vows*：*A History of Marriage and the Nation*, 184-93.

(96) Betty Friedan, *The Feminine Mystique*（New York：Curtis Brown, 1963）, 三浦富美子訳『新しい女性の創造』改訂版、大和書房、2004, 119-20.

(97) Dixon, "Why Women's Liberation," 558.

(98) Friedan, 三浦富美子訳『新しい女性の創造』改訂版、128-29.

(99) Norton, et al., 本田創造監修、上杉忍・大辻千恵子・中条献・中村雅子訳『アメリカの歴史⑥冷戦体制から21世紀へ』、32.

(100) Cott, *Public Vows* : *A History of Marriage and the Nation*, 182.

(101) Balanche Linden-Ward and Carol H. Green, *American Women in the 1960s* : *Changing the Future*（New York : Twayne Publishers, 1993）, 121.

(102) Robert G. Richardson, *Surgery* : *Old and New Frontiers*（New York : Charles Scribner's Sons, 1968）, 232.

(103) Joan W. Scott, *Gender and the Politics of History*, Revised ed.（New York : Columbia University Press, 1999）, 荻野美穂訳『ジェンダーと歴史学』平凡社、2004, 369.

(104) 50年代に専門職についていた女性の数は、30年代のそれよりも少ないという。再び増加し始めたのは60年代であり、1970年までに高等教育機関における女性教員は22％（科学者が9％、医師が7％、法律家が3％、建築家が2％、技術者が1％未満）であったと言う。Balanche Linden-Ward and Carol H. Green, *American Women in the 1960s* : *Changing The Future*, New York : Twayne Publishers, 1993, 121.

(105) 1970年に人間をUnitary Manと記述していたMartha E. Rogersは、1983年にはUnitary Human Beingを使い始めていることについては、既に述べた。同様に、1970年の時点では人間をManと記述している『ナーシング・アウトルック』の巻頭言は、1972年に"Whether He and/or She Going?"と問いかけ、看護界が人称代名詞の使い分けに敏感になっていることを示唆している。この頃、女性を指す場合、MSも有力な選択肢の一つとなってきていた。

「大きな人間像」に不足していたもの

(106) Frank P. Lamendra and Margaret A. Newman, "The Paradox of HIV/AIDS as expanding consciousness," *Advances in Nursing Science* 16-3（1994）: 13-21.

(107) クェンティン・スキナー編、加藤尚武他訳『グランドセオリーの復権―現代の人間科学』、296.

(108) Patricia Liehr and May J. Smith, "Middle Range Theory : Spinning Research and Practice to Create Knowledge for the New Millennium," *Advances in Nursing Science* 21-4（1999）: 81-91.

(109) Denise Drevdahl, "Sailing Beyond : Nursing Theory and the Person," *Advances in Nursing Science* 21-4（1999）: 1-13.

(110) Margaret Heitkemper and Paula McNeil, "A Perfect Marriage of Two Pioneers," Editorial, *Nursing Research* 50-4 (2001) : 194.

(111) Helen L. Bunge, "The Time Is Late" Editorial, Nursing Research 1-3 (1953) : 3.

(112) Molly (Mickey) C. Dougherty, "Our 50th Anniversary — Celebrate With Us," Editorial, *Nursing Research* 50-5 (2001) : 259.

(113) Yvonne M. Williamson, *Research Methodology and Its Application to Nursing* (New York : John Wiley & Sons, 1981) ; David J. Fox, *Fundamentals of Research in Nursing*, 4th ed. (Norwalk, Connecticut : Appleton-Century-Crofts, 1982).

(114) Desmond Cormack, ed., *The Research Process in Nursing*, 4th ed. (London : Blackwell Science, 2000).

(115) 初版の出版は1987年である。初版と第3版を隔てる1990年代を、マンホールは「科学技術の爆発」的発展と「知識の爆発」の十年間とみている。科学技術が健康科学に発展をもたらし、医療ケア制度の変化や、刻々と伝播されていく知識の素早いコミュニケーションを抜きにして、この十年間の変化は語れないだろうというのがマンホールの見解である。Patricia L. Munhall, *Nursing Research : A Qualitative Perspective*, 3rd. ed. (Sudbury, Massachusetts : Jones and Bartlett Publishers, 2001), ix-x.

(116) Patricia L. Munhall, *Nursing Research : A Qualitative Perspective*, 3rd ed.

(117) Carolyn O. Boyd, "Combining Qualitative and Quantitative Approaches," in *Nursing Research : A Qualitative Perspective*, 3rd. ed., ed. Patricia L. Munhall, 579-98.

(118) Munhall, *Nursing Research : A Qualitative Perspective*, 3rd ed., xi.

(119) Donna Z. Bliss, "Mixed or Mixed Up Methods?" Editorial, *Nursing Research* 50-6 (2001) : 331.

(120) Carol A. Anderson, "Do We Practice What We Teach?" From the Editor, *Nursing Outlook* 49-1 (2001) : 6.

(121) 同上.

(122) ________, "Social Change and its Impact on Nursing," From the Editor, *Nursing Outlook* 47-2 (1999)：53-54.

(123) ________, "Hitting the Wall."

(124) 同上.

(125) ________, "A New Vision for Collective Bargaining," From the Editor, *Nursing Outlook* 47-5 (1999)：197.

(126) ________, "Social Change and its Impact on Nursing."

ポストモダンの看護

(127) Jean Watson, *Postmodern Nursing and Beyond* (New York：Churchill Livingstone, 1999), 20.

(128) 同上、263.

(129) Jean-François Lyotard, *La condition postmoderne* (Paris：Minuit, 1979), 小林康夫訳『ポスト・モダンの条件―知・社会・言語ゲーム』水声社、1986.

(130) Catherine Belsey, *Poststructuralism：A Very Short Introduction* (New York：Oxford University Press, 2002), 折島正司訳『ポスト構造主義』岩波書店、2003.

(131) Elizabeth J. Monti and Martha S. Tingen, "Multiple Paradigms of Nursing Science," *Advances in Nursing Science* 21-4 (1999)：64-80.

(132) Jane M. Jeorges, "An Emerging Discourse：Toward Epistemic Diversity in Nursing," *Advances in Nursing Science* 26-1 (2003)：44-52.

(133) Monti and Tingen, "Multiple Paradigms of Nursing Science."

(134) Jeorges, "An Emerging Discourse：Toward Epistemic Diversity in Nursing."

(135) Hildegard E. Peplau, "The Art and Science of Nursing：Similarities, Differences, and Relation," *Nursing Science Quarterly* 1 (1988)：8-15.

(136) Dorothea E. Orem, *Nursing：Concept of Practice*, 4th. ed. (St. Louis：C. V. Mosby, 1991), 21.

(137) Joy L. Johnson, "A Dialectical Examination of Nursing Art," *Advances in Nursing Science* 17-1 (1994)：1-14.

(138) Josephine G. Paterson and Loretta T. Zderad, *Humanistic Nursing* (New York : John Wiley & Sons, 1976), 101.

(139) 同上、101.

(140) Joanne M. Hall, Patricia E. Stevens, and Afaf I. Meleis, "Marginalization : A Guiding Concept for Valuing Diversity in Nursing Knowledge Development," *Advances in Nursing Science* 16-4 (1994) : 23-41 ; Marilyn D. Klakovich, "Connective Leadership for the 21st Century : A Historical Perspective and Future Directions," *Advances in Nursing Science* 6-4 (1994) : 42-54 ; Cynthia Baker, "Cultural Relativism and Cultural Diversity : Implications for Nursing Practice," *Advances in Nursing Science* 20-1 (1997) : 3-11 ; Elizabeth J. Monti and Martha S. Tingen, "Multiple Paradigms of Nursing Science" ; Jacqueline Fawcett, Jean Watson, Betty Neuman, Patricia H. Walker, and Joyce J. Fitzpatrick, "On Nursing Theories and Evidence," *Journal of Nursing Scholarship* 33-2 (2001) : 115-119 ; Debby A. Phillips, "Methodology for Social Accountability : Multiple Methods and Feminist, Poststructural, Psychoanalytic Discourse Analysis," *Advances in Nursing Science* 23-4 (2001) : 49-66.

第五章　看護科学者たちの社会文化体験《Cultural experiences》とパラダイムの転換

グランド理論の意義

(1) Hildegard E. Peplau, *Interpersonal Relations in Nursing* (New York : G. P. Putnam's Sons, 1952), 16.

(2) Virginia Henderson, *Basic Principles of Nursing Care* (Geneva : International Council of Nurses, 1960), 4.

(3) Dorothea E. Orem, "View of Human Beings Specific to Nursing," *Nursing Science Quarterly* 10-1 (1997) : 26-31.

(4) 同上.

(5) Florence Nightingale, "Sick-Nursing and the Health-Nursing : 1893, A Paper read at the Chicago

Exibition, 1893," in *Florence Nightingale, Selected Writings On Nursing*, Compiled by Hiroko Usui and Yoshihiko Kominami（Tokyo：Gendaisha, 1974), 87-108.

(6) 同上.

(7) Marilyn D. Klakovich, "Connective Leadership for the 21st Century：A Historical Perspective and Future Directions," *Advances in Nursing Science* 16-4（1994）：42-54.

(8) 1949年に看護実践の場にチーム看護が導入されたのは、第二次世界大戦とともに急速に増加してきていた看護補助者たちの指導と監督が、看護師長たちの負担を過重なものにしていたからであるとKlakovichは述べている。病棟の患者を幾つかのグループに分けて看護チームに割り当て、チームのなかで最も経験を積んだ登録看護師をリーダーに指名し、看護補助者たちの指導と監督に当たらせることで、看護師長たち看護管理者の過重な負担を軽減させる目的があった。だが、チーム看護の導入は、看護管理者と直接ケアにあたる看護ケアスタッフとの間を、かえって疎外してしまったとKlakovichは指摘している。

(9) Joan W. Scotto, *Gender and Politics of History*, Revised ed.（New York：Columbia University Press, 1999), 荻野美穂訳『ジェンダーと歴史学』平凡社、2003, 393.

(10) Florence Nightingale, "Sick-Nursing and the Health-Nursing：1893, A Paper read at the Chicago Exibition, 1893," 87-108.

(11) Thomas S. Kuhn, *The Structure of Scientific Revolution*, 2nd ed.（Chicago：University of Chicago Press, 1962, 1970), 中山茂訳『科学革命の構造』みすず書房、1971, 31.

(12) Patricia L. Munhall, *Nursing Research：A Qualitative Perspective*, 3rd ed.（Sudbury, Massachusetts：Jones and Bartlett Publishers, 2001), xiii.

(13) Art Berman, *From the New Critism to Deconstruction：The Reception of Structuralims and Post-Structuralims*（Chicago：University of Illinois Press, 1988), 立崎秀和訳『ニュー・クリティシズムから脱構築へ―アメリカにおける構造主義とポスト構造主義の受容』未来社、1993, 568.

(14) Munhall, *Nursing Research：A Qualitative Perspective*, 3rd ed., xiii.

(15) Joanne M. Hall, Patricia E. Stevens, and Afaf I. Meleis, "Marginalization：A guiding concept for

valuing diversity in nursing knowledge development," *Advances in Nursing Science* 16-4 (1994) : 23-41.

(16) Munhall, *Nursing Research : A Qualitative Perspective*, 3rd ed., 20-21.

(17) 同上、21.

(18) 同上、xi.

(19) Thomas S. Kuhn, *The Structure of Scientific Revolutions*, 2nd ed. (Chicago : University of Chicago Press, 1962, 1970), 6.

看護科学のパラダイム転換の契機

(20) Carol A. Anderson, "Scholarship : How Important Is It?" From the Editor, *Nursing Outlook* 43-6 (1995) : 247.

(21) Carol Gilligan, *In a Different Voice* (Cambridge, Massachusetts : Harvard University Press, 1982), 6.

(22) Jeanne D. Fonseca, "On Being a Woman," Editorial, *Nursing Outlook* 24-4 (1976) : 227.

最初のシグナル

(23) Elizabeth A. M. Barrett, ed., *Vision of Rogers' Science-Based Nursing* (New York : National League for Nursing, 1990) ; Violet M. Malinski, "Nursing Research and the Human Science," *Nursing Science Quarterly* 15-1 (2002) : 14-20.

(24) Martha E. Rogers, "Some Comments on the Theoretical Basic of Nursing Practice," *Nursing Science*, April (1963) : 11-13, 60-61.

(25) ________, *reveille in nursing* (Philadelphia : F. A. Davis, 1964), 11.

(26) Martha E. Rogers, Maureen B. Doyle, Angela Racolin, and Patricia C. Walsh, "A Conversation with Martha Rogers on Nursing in Space," in *Vision of Rogers' Science-Based Nursing*, ed. Elizabeth A. M. Barrett (New York : National League for Nursing, 1990), 375-86 ; Martha E. Rogers は Home spatialis という言葉は George S. Robinson と Harold M. White が *Envoys of Mankind* で使った言葉であることを、1990年に行った学生たちとの談話のなかで語っている。

(27) Malinski, "Nursing Research and the Human Science."
(28) Leo Marx, *The Machine in the Garden：Technology and the Pastoral Ideal in America*（Oxford and New York：Oxford University Press, 1964), 16；実際、1863年に東西から開始された大陸横断鉄道の敷設は、幾つかのルートの敷設を経て、1893年には総距離17万マイルに達していたという。有賀貞・大下尚一・志邨晃佑・平野孝編『アメリカ史2―1877～1992』山川出版社、1993. 22.
(29) Jean D. Fonseca, "Sexuality—A Quality of Being Human," *Nursing Outlook* 18-11（1970）：25.
(30) Editorial, "Humanities, Humaneness, Humanitarianism," *Nursing Outlook* 18-9（1970）：21.
(31) ＿＿＿＿, "The Reluctant Voter," *Nursing Outlook* 18-10（1970）：21.

新しいパラダイムの方向

(32) Elizabeth A. M. Barrett, "Rogerian Patterns of Scientific Inquiry," in *Vision of Roger's Science-Based Nursing*, ed. Elizabeth A. M. Barrett（New York：National League for Nursing, 1990), 175.
(33) 同上、176.
(34) 同上、176.
(35) 同上、179.
(36) 同上、179.
(37) 同上、376.

参考文献

American Nurses' Association, "American Nurses' Association's First Position on Education for Nursing," *American Journal of Nursing* 65-12（1965）：106-11.

Bentov, M., *Staling the Wild Pendulum*（New York：E. P. Dutton, 1977），スワミ・プレム・プレブッダ訳『ベントフ氏の超意識の物理学入門』日本教文社、昭和62年.

Bohm, D., *Thought as a System*（New York：Routledge），1992.

Capra, F., *The Tao of Physics*（1975），吉福伸逸・田中三彦・島田裕巳・中山直子訳『タオ自然学』工作社、1979.

Chaska, Norma L. ed., *The Nursing Profession：A Time to Speak*（New York：McGraw-Hill, 1983）.

Chaska, Norma L. ed., *The Nursing Profession：Turning Points*（St. Louis：C. V. Mosby, 1990）.

Cook, Edward T., *The Life of Florence Nightingale*, 2 vol.（London：Macmillan, 1914），中村妙子・友枝久美子訳『ナイティンゲール—その生涯と思想』Ⅰ、Ⅱ、Ⅲ、時空出版、1994.

Cott, N. F. and Faust, D. G., "Recent Directions in Gender and Women's History," *OAH Magazine of History*, 19-2（2005）：4-5.

Gustafson, M., "The Historiography Gendered Political Cultures," *Magazine of History*, 19-2（2005）：10-13.

Lerner, G., "U. S. Women's History：Past, Present and Future," *Journal of Women's History* 16-4（2004）：10-27.

Mead, M., *Male and Female：A Study of the Sexes in a Changing World*, 田中寿美子・加藤秀俊訳『男性と女性』上・下、東京創元社、昭和36年.

Nightingale, F., *Notes on Nursing：What it is, and What it is not*, New ed., Revised and Enlarged（London：Harrison and Sons, 1860），復刻版、現代社.

President Lyndon B. Johnson's Annual Message to the Congress on the State of the Union, January

4, 1965.<http://www.1bjlib.utexas.edu/Johnson/archives.hom/speeches.hom/650104.asp>Jan. 7, 2008.

Rodgers, B. L., *Developing Nursing Knowledge : Philosophical Traditions and Influences*, Philadelphia : Lippincott Williams & Wilkins, 2005.

Scott, J. W., "Gender : A Useful Category of Historical Analysis," *The American Historical Review* 91–5（1986）: 1053–75.

Scott, J. W., "Feminism's History," *Journal of Women's History* 16–2（2004）: 10–29.

主な著書と訳書

『人間看護学序説』（医学書院）
『看護論』（へるす出版）
監訳『看護診断マニュアル：原著第 9 版』（へるす出版）
編集『エキスパートナース』（へるす出版）
監訳『看護診断と看護独自の介入』（へるす出版）
監訳『進歩する看護実践』（へるす出版）
監訳『心とからだの調和を生むケア』（へるす出版）

看護科学のパラダイム転換　質的研究はいつ，なぜ登場したのか？
アメリカの看護科学者の社会文化体験をとおして

定価（本体価格 4,000 円＋税）

2009 年 4 月 30 日　　第 1 版第 1 刷発行

著　者　野島　良子
発行者　岩井　壽夫
発行所　株式会社へるす出版
〒 164-0001　東京都中野区中野 2-2-3
☎（03）3384-8035〈販売〉
（03）3384-8155〈編集〉
振替 00180-7-175971
http: //www.herusu-shuppan.co.jp
印刷所　三報社印刷株式会社

ISBN978-4-89269-672-5